CONTRIBUTION A L'ÉTUDE

DU

Stridor Congénital des Nourrissons

PAR

Le Dʳ Juan Luis MOSCOSO

DE LA FACULTÉ DE MÉDECINE DE PARIS

PARIS

LIBRAIRIE MÉDICALE ET SCIENTIFIQUE

JULES ROUSSET

1, Rue Casimir-Delavigne, 1

—

1909

... mi estimado amigo ...

... Carlos Borja, ...

... del

Autor

París, Julio 15 de 1819

CONTRIBUTION A L'ÉTUDE

DU

Stridor Congénital des Nourrissons

PAR

Le Dr Juan Luis MOSCOSO

DE LA FACULTÉ DE MÉDECINE DE PARIS

PARIS

LIBRAIRIE MÉDICALE ET SCIENTIFIQUE

JULES ROUSSET

1, Rue Casimir-Delavigne, 1

1909

A MON PRÉSIDENT DE THÈSE

MONSIEUR LE PROFESSEUR HUTINEL

Professeur de clinique médicale infantile à la Faculté
de Médecine de Paris
Membre de l'Académie de Médecine
Chevalier de la Légion d'honneur

CONTRIBUTION A L'ÉTUDE

DU

Stridor Congénital des Nourrissons

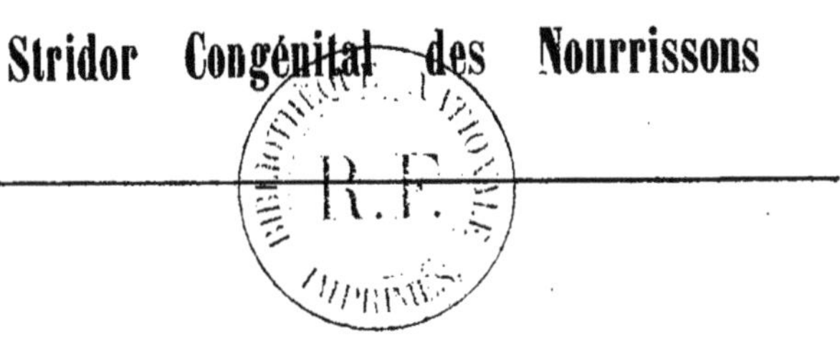

INTRODUCTION

Au cours du mois de mars dernier, il nous a été donné d'observer, pour la première fois, grâce à la complaisance de M. le Dr Marcel Nathan, un cas de l'affection désignée communément sous le nom de stridor laryngé congénital.

En parcourant la littérature médicale qui se rapporte à cette affection, nous avons été frappé de la divergence d'opinions que les auteurs se sont faites en ce qui concerne sa pathogénie.

Il nous a semblé que tous les auteurs sont dans le vrai quand ils défendent leurs théories avec l'appui des observations particulières, cela équivaut à dire que cette affection n'est qu'un syndrome. C'est cette conception que nous essayons de soutenir dans ce travail.

Nous adoptons la dénomination *stridor congénital des*

nourrissons, ce titre étant plus logiquement en rapport avec les idées que nous soutenons.

Avant de finir qu'il me soit permis d'adresser ici mes plus vifs remerciements à mon maître et ami M. le Dr Marcel Nathan, Chef de Clinique à l'Hôtel-Dieu, dont l'encouragement et les savants conseils m'ont été très précieux et m'ont grandement guidé dans mon travail.

Que M. le Professeur Hutinel veuille bien agréer l'hommage de ma respectueuse reconnaissance pour le grand honneur qu'il m'accorde en acceptant la présidence de ma thèse.

CHAPITRE PREMIER

DESCRIPTION CLINIQUE. — DIAGNOSTIC
ÉTIOLOGIE

Définition (1.)— Il existe, chez certains enfants, une altération particulière du type respiratoire qui est caractérisée
par un bruit de cornage ou stridor ; ce stridor prédomine
à l'inspiration tandis que l'expiration est totalement ou à
peu près indemne. Ce stridor inspiratoire s'accompagne
presque toujours de tirage ; de temps en temps il se produit des paroxysmes pendant lesquels le cornage devient
plus bruyant, le tirage plus prononcé, parfois même la
cyanose fait son apparition, puis après un temps plus ou
moins long, ces crises se calment et il ne subsiste plus qu'un
stridor contenu avec gêne modérée de la respiration. Quoique ce trouble respiratoire ne retentisse habituellement
pas sur la santé générale de l'enfant celui-ci n'en est pas
moins prédisposé aux infections broncho-pulmonaires
au cours desquelles ces crises dyspnéiques atteignent une
intensité beaucoup plus grande et peuvent provoquer la

---

1. Synonymes : Spasme laryngé infantile (Goodhart, 1885).
Spasme clonique de la glotte chez les nouveau-nés (Löri, 1890).
Stridor laryngé congénital (Sucklin, 1890). Spasme respira-
toire infantile (Thomson, 1892). Cornage vestibulaire laryngé
(Variot, 1886). Obstruction laryngée congénitale (Sutherland et
Lack, 1897). Respiration stridoreuse des nouveau-nés (Guil-
bert, 1900, Boulard, 1904). Stridor thymique des enfants
(Hochsinger, 1904).

mort du petit malade ; si celui-ci échappe à cet accident l'affection s'atténue et disparaît peu à peu, souvent vers la deuxième année.

Cet état morbide est connu sous le nom de *stridor con-génital des nourrissons*.

Début. — Cette affection débute le plus souvent à la naissance ou peu de temps après ; la fin de la deuxième semaine serait habituellement la dernière limite.

Pourtant, sur 18 cas observés par Sutherland et Lack, le stridor apparut deux fois dans la troisième semaine.

D'après Bruder sur 10 cas pris dans le service de M. Comby, il se manifesta 2 fois à trois mois et demi, une fois à six mois, une fois même à dix-huit mois.

Dans un cas de Gee le stridor se montra à l'âge de six mois. A la même époque il apparut aussi dans le cas de Variot et de P. Roger.

Caractères du stridor. — Le stridor a été comparé au gloussement de la poule, au hoquet, au sanglot, au coassement de la grenouille, au grognement, au ronflement, etc. Comme on le voit, il affecte des modalités différentes.

Ce bruit est surtout inspiratoire, même quand il existe aux deux temps de la respiration, il est toujours plus fort à l'inspiration. D'après Thomson, l'inspiration commence par un coassement et finit sur une note très aiguë.

Dans quelques cas de Sutherland et Lack la tonalité était basse et ressemblait au grognement ; dans d'autres elle était haute et claire, comme le cri d'un porc ou comme le grincement d'une serrure.

Le stridor est continu, mais son intensité est variable. Dans beaucoup de cas, plus fort lorsque l'enfant est réveillé, il s'atténue ou disparaît pendant son sommeil : il s'atténue encore pendant les périodes de calme, pendant les tétées, dans la position basse de la tête, dans certaines positions du corps telles que le décubitus latéral ; ces accalmies peuvent se prolonger pendant une ou deux minutes, mais la moindre excitation suffit à faire réapparaître le stridor ou à le renforcer.

Il est des cas pourtant où le stridor présente des périodes d'accalmie bien plus longues ; ainsi chez un malade de Variot et Bruder le stridor disparut presque complètement pendant trois semaines pour réapparaître ensuite aussi intense qu'auparavant ; chez notre malade (obs. XXVI) la période de calme dura quinze jours, mais, quand le stridor reparut il était beaucoup moins intense.

Toutes les circonstances, qui augmentent l'amplitude ou la rapidité des mouvements respiratoires, les émotions, les efforts, la colère, les cris, etc.. etc., exagèrent l'intensité du stridor. Certaines impressions physiques produisent un résultat analogue, tels le brusque passage d'une pièce chaude à une pièce froide, les déplacements ou le lever de l'enfant.

Le bruit persiste quand on pince les narines, quand l'enfant bâille, quand il a la bouche fermée.

L'influence de l'anesthésie chloroformique varie selon les cas. Sutherland et Lack, Lées, ont observé la persistance du stridor, Paterson a observé, dans 5 cas, « que le stridor devient plus marqué à mesure que l'anesthésie devenait plus profonde ». Par contre, Smith (obs. IX) a remarqué, dans un cas, que, pendant la durée de l'anesthésie, « le coassement cessa et la respiration fut parfaitement calme et naturelle ».

Dans beaucoup de cas, il disparaît pendant le tubage.

Malgré le stridor, la voix reste normale et le cri est clair, la toux ne présente aucune particularité.

Gêne respiratoire. — D'ordinaire le stridor ne provoque pas de gêne respiratoire appréciable, l'enfant ne semble pas souffrir. Cependant cet état de bien-être peut être troublé par des paroxysmes qui éclatent plutôt la nuit qu'au réveil et succèdent à des excitations diverses. Ils se caractérisent par une exagération du stridor et par une gêne respiratoire plus ou moins marquée. Dans les cas légers c'est un tirage très modéré accompagnant un stridor plus intense; il y a, en même temps, un léger battement des ailes du nez à l'inspiration. Dans beaucoup de cas la scyanose est absente ou peu marquée ; par contre dans les cas intenses la gêne respiratoire devient inquiétante ; on constate un abaissement inspiratoire du larynx, du tirage sus-claviculaire, sus et sous-sternal, de la dépression des espaces intercostaux ; la cyanose devient intense et la mort peut survenir au cours de cette crise de suffocation (Sutherdand et Lack, Mac Ilraith, Marfan). Cependant, malgré leurs allures alarmantes les accès se terminent souvent favorablement ; les enfants même ne paraissent pas troublés, le malade de Cerf semblait peu incommodé malgré l'intensité de son tirage, celui de Variot avait conservé toute sa gaieté (obs. IV), Thomson a fait les mêmes remarques.

Dans quelques cas le tirage est continu et assez accentué comme dans un cas de Variot et Bruder; d'autres fois il est peu accentué et peut même persister lors de la disparition du cornage. A la longue, le thorax se déforme, l s'allonge et présente une forme qui rappelle celle des oiseaux, c'est la déformation en « pigeon breast » des auteurs anglais.

Ces troubles respiratoires n'ont aucun retentissement sur le développement somatique ou psychique de l'enfant. Cependant, il ne faut pas oublier que ces sujets offrent une prédisposition marquée aux affections broncho-pulmonaires.

MARCHE DE L'AFFECTION

Chez quelques malades le stridor a une durée éphémère : quelques semaines; parfois quelques jours après la naissance, la respiration devient plus facile, le tirage disparaît et tout rentre dans l'ordre. Mais il est des cas (et ils sont nombreux) où le stridor augmente d'intensité pendant les deux ou trois premiers mois, il reste stationnaire jusqu'au huitième mois, puis commence à diminuer pour disparaître plus ou moins tard, souvent au cours de la deuxième année. Il est des cas où il a persisté bien plus long, ainsi dans un fait de Gee le stridor était presque continuel pendant le sommeil chez un enfant de plus de trois ans et quand il quitta l'hôpital où il était venu pour une autre maladie, le stridor n'avait pas varié. Comby aurait suivi un enfant chez lequel le syndrome se prolongea jusqu'à la troisième année.

La guérison du stridor congénital s'effectue progressivement et la respiration ne devient normale qu'après une série de rémissions suivies d'aggravations. A mesure que l'affection diminue les périodes de calme se multiplient et se prolongent, le timbre se modifie, s'il était aigu sa tonalité descend et se rapproche du bruit du grognement ou de ronflement.

Même après une disparition apparente, le stridor est susceptible de se reproduire toutes les fois qu'une excitation physique ou morale impressionne l'enfant.

DIAGNOSTIC

Le diagnostic est généralement facile : il repose sur la constatation chez un nourrisson, dès sa naissance ou peu de temps après d'un bruit inspiratoire, ou avec prédominance inspiratoire quand il existe aux deux temps de la respiration ; si, en même temps, ce bruit est continu, si la toux et la voix ne sont pas altérées, si l'état général est bon et l'auscultation ne révèle rien d'anormal, on peut penser au stridor congénital des nourrisons.

Mais étant donné que ce syndrome est relativement rare il faut avoir soin de s'entourer de tous les renseignements capables de confirmer le diagnostic ; on demandera si le bruit s'exagère quand l'enfant est excité, on prendra la température pour s'assurer qu'il n'est pas atteint d'une autre maladie pouvant donner lieu à ces troubles respiratoires.

Pourtant certaines maladies peuvent prêter à confusion. Nous mettrons de côté les affections plus ou moins aiguës compliquées d'œdème ou d'obstruction telles que l'œdème de la glotte, les abcès pharyngiens, les laryngites simples ou spécifiques, etc., car ces maladies ne se montrent pas au moment de la naissance, les troubles respiratoires qu'elles produisent, s'accroissent rapidement et s'accompagnent de fièvre, d'altération de la voix, de fausses membranes, etc., tous caractères qui les différencient facilement du stridor.

Quand il n'est pas continu, le stridor peut être confondu avec les spasmes essentiels de la glotte. Le laryngospasme débute après trois mois et l'aspect clinique est différent. Le spasme de la glotte se présente toujours avec des accès beaucoup plus violents que ceux du stridor congénital. Après une ou plusieurs inspirations sifflantes, longues et de plus en plus espacées, il se produit un arrêt de la respiration avec des symptômes d'asphyxie (angoisse, cyanose du visage, dilatation des marines, sueurs froides, contractures des membres). Cet arrêt de la respiration ne dure que quelques instants (quelques secondes à deux minutes) puis plusieurs inspirations bruyantes se produisent et tout rentre dans l'ordre peu à peu à moins que la mort ne se soit produite. Quelquefois les accès sont légers et alors l'inspiration bruyante rappelle le stridor congénital. Cet état est très souvent lié au rachitisme.

Dans le stridor congénital, il n'y a jamais d'apné, la guérison est presque toujours la règle.

Le diagnostic avec l'adénopathie trachéo-bronchique accompagnée de cornage est autrement délicat.

D'après Bougarel le cornage dans l'adénopathie des nourrissons débute entre deux et six mois, c'est un bruit qui a son maximum à l'expiration, l'inspiration est à peu près silencieuse, c'est un bruit intense et humide, il est continu pendant quelques instants et parfois pendant dix minutes ou un quart d'heure, puis il peut devenir intermittent pour disparaître durant plusieurs heures. La toux est en outre sifflante et quinteuse.

Le stridor congénital, comme son nom l'indique, débute à la naissance ou très peu de temps après (dans les deux premières semaines), les cas à début tardif sont peu fréquents. Le bruit du stridor est souvent inspiratoire et quand il se montre aux deux temps de la respiration son maximum est à l'inspiration, ce n'est que très rarement qu'il est expiratoire, il est en outre d'une continuité remarquable et n'a pas les intermittences du cornage de l'adénopathie trachéo-bronchique.

Geffrier a décrit chez les nourrissons une adénopathie simple qui apparaît à la naissance ; on pourrait dire qu'elle est congénitale. Mais ses symptômes diffèrent de ceux du stridor congénital car dans les cinq cas signalés par cet auteur les cris et la toux étaient modifiés, ils avaient un timbre tout particulier comme noyé, rappelant celui qui se produit dans l'abcès rétro-pharyngien ; chaque nuit l'enfant se réveille plusieurs fois en proie à des véritables crises de suffocation comme dans la laryngite striduleuse.

En outre, à l'examen physique on peut constater une submatité dans la partie supérieure du sternum et dans la région inter-scapulaire, pourvu que les poumons ne soient pas trop dilatés du fait de la dyspnée. L'auscultation, quoique difficile, permet de constater au niveau du hile, en arrière, que le cri prend un ton éclatant, et que le sifflement cornage a son maximum en ce point. En cas de doute, la radioscopie permettra une certitude suffisante.

La confusion avec la laryngite striduleuse n'est pas possible ; l'enfant est plus âgé, il est bien portant dans la journée, ce n'est que dans la nuit qu'il est pris d'accès terribles de suffocations avec pâleur du visage, anxiété, sueurs ; au bout d'une demi-heure, ou plus, l'accès se calme rapidement, les journées sont bonnes, les malades ne gardent qu'un peu de malaise et de fièvre. L'intermittence de ces accès suffit à la distinguer du stridor congénital.

Les spasmes se manifestent chez l'enfant au cours de toutes les laryngites, mais les altérations de la voix et de la toux, de même que les phénomènes généraux faciliteront le diagnostic.

Il existe un spasme réflexe d'origine pulmonaire qui a été décrit par Goldstein et Variot ; dans un cas de Variot, il s'agissait d'un enfant de sept mois atteint de bronchopneumonie. L'auscultation des poumons servira donc à faire le diagnostic.

Le diagnostic avec les laryngopathies syphilitiques héréditaires se base sur les altérations de la voix qui est sourde et voilée, ou rauque et aiguë, la toux a les mêmes caractères, la coexistence d'autres signes de syphilis tels que : coryza, fissures buccales et anales, pemphigus, etc., confirmeront le diagnostic.

En résumé : début à la naissance, marche chronique, troubles respiratoires sans troubles vocaux, voilà les principaux caractères du stridor congénital des nourrissons.

Jusqu'ici nous avons étudié le diagnostic du stridor en tant que syndrome, nous nous sommes gardé soigneusement de parler ni des malformations laryngées, ni des végétations adénoïdes, ni des troubles fonctionnels nerveux, ni de gros thymus, car, comme nous allons essayer de le montrer à la fin de ce chapitre, le stridor laryngé congénital est un syndrome qui est sous la dépendance des affections ci-dessus mentionnées et dont nous faisons l'étude dans les chapitres suivants où nous passons en revue les principales causes pathogéniques pouvant donner naissance au syndrome ; de même, le pronostic et le traitement, étant basés sur la cause pathogénique seront aussi étudiés plus loin.

ETIOLOGIE

Nous ne sommes pas encore assez documenté pour faire une étude complète de l'étiologie du stridor congénital des nourrissons. Les observations ne nous manquent pas, mais toutes ne sont pas prises avec les détails nécessaires pour entreprendre une étude étiologique précise.

Pourtant une chose se fait remarquer de suite et c'est que dans bien des cas cette affection paraît être due à une tare familiale qui serait la résultante d'une dyscrasie latente ou manifeste chez les parents. Ainsi on a remarqué dans quelques cas l'existence chez les parents de l'infection tuberculeuse ; tels les deux cas de Rocaz (de Bordeaux) dans lesquels la tuberculose était manifeste chez la mère, dans la thèse de Boulard en trouve trois observations dues à M. Comby où la tuberculose existait chez les parents, Rabé dans son cas a trouvé aussi des antécédents tuberculeux.

La syphilis a été signalée dans un cas de Sutherland et Lack, le cas mortel de Mac Ilraith, et un cas de Boulard.

L'hérédité nerveuse a été très remarquable dans un cas de Rocaz où un père, qui a eu un enfant normal, éprouve un ébranlement nerveux et, successivement, il procrée coup sur coup deux enfants atteints de stridor congénital.

L'influence de cette dyscrasie chez les ascendants est rendue vraisemblahle par la coexistence du stridor avec d'autres malformations congénitales chez les mêmes malades, ou chez un de ses collatéraux, ainsi les deux frères du malade de Refslund avaient respiré de la même manière. Le frère d'un malade de Cruchet (cité par Boulard) mourut huit jours après la naissance à la suite de crises de cyanose. La sœur du malade de Lévy et Etienne avait un kyste congénital de la queue du sourcil. Le petit malade de Variot et Bruder (*Congrès inter. de Méd. de Madrid*, 1903) était chétif et mal développé, il est scaphocéphale, la suture sagitale était bien fermée et présentait une crête très marquée, en outre il est porteur d'une double hernie inguinale et d'une petite hernie ombilicale. Dans le cas de Ashby il y avait en même temps un méningocèle (obs. XIV). Dans un cas de Variot et Roger (obs. XIII) l'enfant présentait le syndrome de Little. Dans un cas de Tollemer il y avait un arrêt de développement du maxillaire inférieur et en même temps la maladie de Roger. Dans un cas de von Bokay il y avait une hypertrichose à la région sacrée. Sur neuf malades de Gee deux avaient des malformations cardiaques et le troisième était idiot. Un cas rapporté dans la thèse de Boulard et dû à Comby était celui d'un enfant né à sept mois, il avait un pied-bot varus equin.

Le frère du petit malade de Variot (1896) mourut en bas âge de convulsions au cours d'une coqueluche.

Dans deux observations de von Bokay on trouve cette même influence ; dans l'une, un enfant atteint de stridor dès sa naissance eut un frère mort à cinq mois et demi, par suite de spasme de la glotte ; dans l'autre un nourrisson de six semaines atteint de stridor congénital a eu deux frères morts par suite de spasme de la glotte.

Le sexe ne paraît offrir aucune prédisposition à cette affection, pourtant le nombre de garçons serait plus grand que celui des filles.

Quelques médecins ont fait remarquer l'influence de la température froide et humide, ils expliquent ainsi la prédominance de l'affection aux îles Britanniques.

Les remarques qui précèdent sont fort intéressantes à constater, mais il faut ajouter que dans le plus grand nombre de cas on n'a rien trouvé comme antécédents héréditaires ni comme existence d'autres malformations. Notons toutefois, que ces troubles dans le développement organique de l'être s'accordent bien avec l'idée d'un trouble dans le développement du larynx, ou des centres nerveux comme le veulent Thomson et Turner.

Pour ce qui concerne les cas de stridor dus à l'hypertrophie du thymus, nous dirons que dans tous les cas où on a fait l'examen histologique on a trouvé une hyperplasie simple de la glande, parfois avec de la congestion (cas de Marfan, Méry et Parturier, Rehn, Hinrichs, Guinon et Simon), sans que nous sachions les causes pour lesquelles le thymus au lieu de régresser à partir du moment de la naissance, où il atteint son maximum de développement d'après Bovair et Nicoll, reste stationnaire ou continué encore à se développer.

D'après E. Smith l'hypertrophie du tissu adénoïde du naso-pharynx se rencontre souvent chez les nouveau-nés, cela explique bien le cas de stridor congénital du à cette affection.

CHAPITRE II

PATHOGÉNIE ET ANATOMIE PATHOLOGIQUE

Les causes du stridor congénital peuvent se classer dans les quatre groupes suivants :

1º Malformations du larynx ;

2º Végétations adénoïdes ;

3º Troubles nerveux ;

4º Compression de la trachée par le thymus hypertrophié.

I

MALFORMATIONS DU LARYNX

Cette théorie, appelée aussi théorie mécanique, a été défendue à l'étranger par Lees, Refslund, Sutherland et Lack, etc., et en France, surtout par M. Variot. D'après elle, le stridor est produit par le passage de l'air à travers l'orifice rétréci du vestibule laryngé.

Lees (obs. I) fut le premier qui vérifia à une autopsie les malformations laryngées qu'il avait constatées auparavant au laryngoscope. Il trouva à l'autopsie que l'épi-

glotte était repliée en dedans, que les replis ary-épiglottiques, très rapprochés, semblaient être en contact absolu.
Au-dessous du centre de l'épiglotte repliée se trouvait une
ouverture de la dimension d'un trou d'aiguille. Entre les
cartilages aryténoïdes existait une deuxième ouverture plus
large.

Goodhart pensait que le stridor était dû à la souplesse
très grande du larynx chez les enfants, mais il accepte l'explication donnée par Lees.

Dans l'autopsie de Refslund, l'épiglotte est divisée en
son milieu par un sillon transparent, elle est repliée de
telle sorte que ses faces internes se touchent. L'ouverture
du larynx est losangique. Entre les cartilages aryténoïdes
existe une fente dont les bords se touchent (obs. III).

Le cas de Sutherland et Lack montrait une épiglotte
molle et repliée en dedans.

La première autopsie faite en France du stridor laryngé
congénital fut celle de Variot en 1898 (obs. IV).

On constate que l'épiglotte est allongée, ses bords sont
rapprochés de manière à former une gouttière étroite, les
replis ary-épiglottiques au lieu de former un V ouvert en
haut en partant du sommet des cartilages aryténoïdes
pour arriver à l'espace ary-aryténoïdien, forment une fente deplus de 1 centimètre de hauteur : dans cette étendue ils sont minces, souples et en contact direct.

L'autopsie de Mac Ilraith présente des malformations
analogues, épiglotte enroulée en dedans, replis ary-épiglottiques très rapprochés les uns des autres, l'ouverture
supérieure du larynx est de par cela réduite à une fente

étroite avec deux petites ouvertures, l'une à l'extrémité de l'épiglotte, l'autre entre les aryténoïdes.

Dans le cas de Haushalter (obs. VI) l'autopsie est à peu près semblable ; épiglotte enroulée sur elle-même avec ses bords latéraux en contact, replis ary-épiglottiques rapprochés de même que les cartilages aryténoïdes.

Koplik (obs. VIII) dans son autopsie trouve les mêmes malformations ; épiglotte enroulée avec ses bords en contact, replis ary-épiglottiques très rapprochés.

L'autopsie faite par Cautly montra aussi une épiglotte enroulée et les aryténoïdes rapprochés.

Von Bokay (obs. VII) trouve, dans son autopsie, une étroitesse de l'ouverture supérieure du larynx, l'épiglotte est enroulée, ses bords se touchent dans leur partie supérieure ; avec les replis ary-épiglottiques, ils forment une ouverture rhomboïde étroite dont la longueur est de 7 millimètres, sa plus grande largeur de 3 millimètres.

Les examens laryngoscopiques nous montrent aussi ces malformations.

Sutherland et Lack, sur 18 cas observés, ont pu examiner 6 fois le larynx ; ils ont constaté que l'épiglotte était fortement repliée sur elle-même, les deux plis latéraux étaient très rapprochés et, dans quelques cas, se trouvaient en contact.

Le cas de Variot et Le Marc'Hadour (obs. V) est très démonstratif. Pendant que l'enfant est affecté du stridor, on constate, à l'examen, une épiglotte enroulée dont les bords latéraux se touchent ; elle forme comme un bec de flûte, comme une anche vibrante qui domine le larynx. Du fait de cet enroulement, les replis ary-épiglottiques sont rapprochés dans leur tiers antérieur. Quand l'enfant est guéri, huit mois après, on constate que ces malformations ont disparu.

Nous ne pouvons pas relater ici tous les cas où l'examen laryngoscopique a montré ces déformations, ils sont très nombreux et tous se rattachent aux formes décrites ci-dessus.

Si nous résumons les résultats de toutes ces constatations, nous voyons que, dans tous les cas, l'orifice vestibulaire est rétréci dans sa totalité ou en partie seulement, et, le plus souvent, réduit à l'état d'une fente.

Selon que ce rétrécissement vestibulaire est total ou partiel, Variot a établi deux types. Dans un premier où les malformations sont à leur maximum comme dans les cas de Lees, Refslund, Variot, Cerf et Haushalter, l'épiglotte est enroulée en dedans de telle sorte que ses bords latéraux se touchent, elle a la forme d'une gouttière courbée. Les replis ary-épiglottiques sont rapprochés dans toute leur étendue et forment une sorte de glotte vestibulaire qui vibre au contact de l'air inspiré. Les cartilages aryténoïdes sont plus ou moins rapprochés.

Dans un second type où les malformations sont au maximum (cas de Thomson, Variot et Le Marc'Hadour, de Rocaz, de Sutherland et Lack), elles sont constituées par un enroulement de l'épiglotte en forme de bec de flûte formant une anche vibrante qui domine le larynx ; les replis ary-épiglottiques ne sont rapprochés que dans leur tiers antérieur seulement.

Comme nous le voyons, ces malformations ne peuvent

pas être mises en doute, et leur rôle dans la production du stridor a été mis en évidence par tous ceux qui ont pu faire des examens laryngoscopiques dans de bonnes conditions, entre autres Sutherland et Lach on vu les replis ary-épiglottiques s'approcher et onduler dans l'inspiration et s'écarter dans l'expiration.

Dans quelques cas de ronronnement ils pouvaient voir les vibrations de ces plis. D'après les mêmes auteurs, cette affection dépend d'un mouvement valvulaire de l'ouverture supérieure du larynx, d'une chute intérieure de ses parois latérales pendant l'inspiration dépendant en partie d'une malformation congénitale particulière du larynx et aussi de l'état flasque de ses parties constituantes chez l'enfant.

Mais ces malformations ne sont pas les seules à produire le stridor ; Lévy et Etienne (obs. II) ont publié un cas avec autopsie où la malformation avait pour siège la glotte qui était étroite et insuffisamment développée, et surtout une soudure des faces correspondantes de l'espace inter-aryténoïdien.

Félix Semon a vu un cas où le cornage était dû à une soudure des cordes vocales à leur partie antérieure, au moyen d'un diaphragme, il en fit la section au thermocautère, ce qui amena la disparition du cornage.

Récemment Paterson a examiné avec le tube-spatule de Killian cinq enfants soumis à l'anesthésie chloroformique et dont l'âge variait entre huit mois et deux ans. « Tous étaient atteints du stridor classique si bien décrit par Thompson ». L'image la plus frappante fut celle de la saillie extraordinaire de la paroi postérieure du larynx. A chaque inspiration, les parties situées sur le cricoïde comprenant les aryténoïdes et leur repli inter-aryténoïdien, disparurent pour ainsi dire à l'intérieur du larynx, étant attirées en bas et en avant et si fortement dans les cas prononcés, que le bord supérieur du cricoïde pouvait se voir comme une crète transversale à travers la membrane muqueuse tendue ; étant donné que les replis ary-épiglottiques rapprochés empêchaient l'entrée de l'air, celui-ci pénétrait grâce à un déplacement de la paroi postérieure en bas et en avant favorisé par la succion, et c'était la vibration de cette portion du vestibule laryngé qui donnait naissance au bruit de stridor.

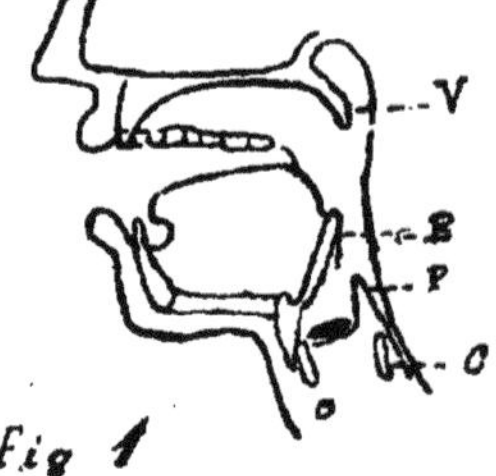

Larynx normal d'après Paterson) P, paroi postérieure du vestibule laryngé. — E, épiglotte. — C, coupe du cartilage cricoïde. — V, voile du palais.

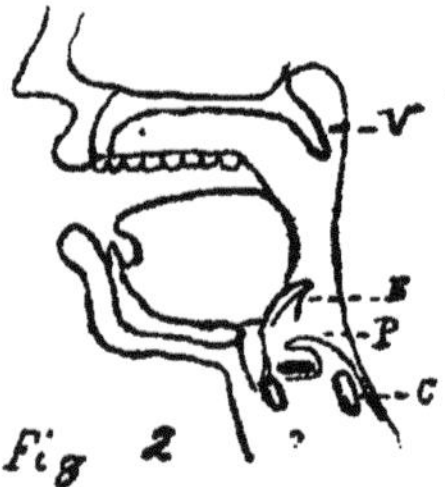

Larynx d'enfant atteint de stridor (d'après le même auteur) P, paroi postérieure du vestibule laryngé aspirée par le courant d'air inspiratoire.

Ceci fut confirmé lorsque l'on maintenait la paroi postérieure dans sa situation normale, l'air entrait facilement et ne produisait aucun bruit de stridor. Pendant l'expiration, la paroi postérieure du larynx se redressait et l'organe recouvrait sa forme et ne se rapprochait qu'à peine du type infantile, il ne subsistait plus qu'une légère courbure de l'épiglotte.

Nous voyons, d'après ce qui précède, qu'il n'y a pas

une seule variété de malformations vestibulaires capables
de donner naissance au stridor congénital, il y en a au
moins deux ; celles du type Lees-Variot, et celles du type
Paterson. Il faut y ajouter des malformations glottiques
telles que celles décrites par Semon, Lévy et Etienne, qui
donnent naissance aussi au même syndrome.

II

LES VÉGÉTATIONS ADÉNOÏDES ET LE STRIDOR CONGÉNITAL DES NOURRISSONS

En parlant du stridor chez les adénoïdiens, nous ne
voulons pas parler du bruit du ronflement qu'ils font entendre surtout dans le sommeil et qui disparaît par l'occlu-
sion des narines ; nous parlons d'un véritable cornage qui
persiste malgré la fermeture des narines et qui, d'après
Smith, est dû à une contraction réflexe des replis ary-épiglottiques.

D'après Robertson et Smith, qui ont défendu cette théorie, la présence de végétations adénoïdes dans le naso-
pharynx produit une irritation constante qui amène, par
un mécanisme réflexe la production du stridor.

Robertson fut le premier à mettre en cause les végétations adénoïdes. Il suppose que l'irritation du naso-pharynx est transmise par la moelle au noyau accessoire
qu'elle épuise, d'où une innervation défectueuse des muscles *posticus* qui se paralysent ce qui produit par l'action
des muscles antagonistes un rétrécissement de la glotte.

Il cite à l'appui de sa manière de voir six cas d'enfants atteints de dyspnée inspiratoire, mais de ces six cas il n'y en a que deux qui présentent une respiration bruyante. Il ne dit pas si, dans ces deux cas, le larynx fut examiné.

Cette théorie n'a pas été acceptée, car elle n'a été vérifiée par aucun examen laryngoscopique, en outre cette paralysie est rare, Semon la nie chez l'enfant. On ne comprend pas non plus comment si le stridor est dû à une paralysie il peut disparaître en certains cas avec la chloroformisation.

Eustache Smith accepte l'influence des végétations adénoïdes dans la pathogénie de certains cas de stridor, mais, pour lui, l'irritation du naso-pharynx produit par action réflexe une contraction spasmodique des replis ary-épiglottiques. Il cite à l'appui de sa théorie le fait que chez un enfant âgé de quatre ans, atteint de stridor, des accès de spasme très fréquents cessèrent *immédiatement* après que les végétations adénoïdes furent enlevées.

Il cite aussi un cas où le stridor disparut pendant la chloroformisation chez un enfant qui présentait, depuis la naissance, un coassement plus fort dans l'inspiration, et qui fut guéri trente et un jours après l'ablation des végétations adénoïdes (obs. IX.).

Quoique dans ce cas le larynx présentât une épiglotte enroulée, ce qui ôte à l'observation une partie de sa valeur d'après Mac Ilraith qui fit l'examen, le larynx était de taille et de développement normal, en autre les replis ary-épiglottiques furent remarqués tendus pendant l'examen, et le fait de la disparition du stridor pendant la chloroformisation et la guérison de l'affection trois semai-

nes après, montrent que, si les végétations adénoïdes ne
constituaient pas la seule cause du stridor, elles jouaient
du moins dans sa pathogénie une part très importante.

Moure a modifié la théorie de Smith. Pour lui le nouveau-né ne sait pas respirer par la bouche, quand il est
obligé de le faire par suite d'obstruction dans les fosses
nasales, la langue se porte en arrière contre le palais et
abaisse par conséquent l'épiglotte. Les végétations adénoïdes, de leur côté en refoulant le voile du palais le
laissent ballant. Les vibrations de l'épiglotte ainsi abais-
sée et du voile du palais donnent naissance à la respiration stridoreuse.

Mais il y a un fait qui montre que les végétations adénoïdes sont susceptibles de provoquer des spasmes laryngés chez des enfants qui savent respirer (six ans), et qui
est d'accord avec la théorie de Smith, tel le cas de Boulai
de Rennes, où la gêne respiratoire et les spasmes laryngés
se manifestèrent chez un enfant de six ans, la gêne respiratoire était devenue presque continuelle avec des crises
dyspnéiques, le premier temps de la respiration était long,
râpeux, suivi d'un arrêt très court, puis d'une respiration douce absolument normale. L'enlèvement des végétations fit disparaître le spasme.

Moure (obs. X) a présenté à la Société de Médecine de
Bordeaux un nourrisson atteint d'un bruit respiratoire per-
manant simulant le coassement de la grenouille : ce bruit
fut très amélioré immédiatement après l'enlèvement des
végétations adénoïdes.

Boulard rapporte dans sa thèse trois cas de stridor congénital dus aux végétations adénoïdes. Dans l'un deux (obs. XI)

l'enfant profère de petits gloussements de poule qui augmentent dans les tétées et diminuent dans le sommeil. L'examen fait par Moure montra *un larynx normal* et l'existence de végétations adénoïdes dans le pharynx. L'enfant fut opéré mais il n'a pas été ramené à la consultation, il a été probablement guéri.

Dans un autre cas (de Boulard aussi), c'est un enfant de cinq semaines qui présente depuis sa naissance par moments une série de petits cris plaintifs survenant surtout dans la matinée, diminuant dans la fin de la journée, se produisant quelquefois avec les tétées. A l'examen, on ne trouve *rien au larynx*, l'épiglotte ne paraît pas plus enroulée qu'à l'état normal, chez un sujet de cet âge. Moure a constaté chez cet enfant des végétations adénoïdes dans le naso-pharynx, mais, vu l'âge, il a remis à plus tard l'opération.

Le même auteur cite aussi un autre cas (obs. XII) d'un enfant qui présentait une respiration bruyante répondant au stridor laryngé et qui avait aussi des végétations adénoïdes ; depuis qu'elles ont été enlevées tout stridor a disparu.

Paterson cite le cas d'un enfant atteint de stridor et qui fut opéré par lui de végétations adénoïdes : *en trois jours* la respiration redevint presque normale et une guérison rapide se produisit.

Variot et Roger ont communiqué à la *Société de Pédia-trie*, le cas d'un enfant atteint à l'âge de six mois d'un stridor laryngé tardif qui ressemble au hoquet, au gloussement, ce bruit n'est pas causé par l'obstruction nasale, *il ne disparaît pas quand on ferme les narines.* Ce stridor disparut *huit jours* après une première intervention (obs. XIII).

Muggia a observé chez deux nouveau-nés le stridor laryngé et les deux fois il était dû aux végétations adénoïdes.

Il paraît très vraisemblable d'après ce qui précède que les végétations adénoïdes peuvent donner naissance au syndrome stridor, car non seulement leur ablation a été suivie d'amélioration ou de guérison *immédiate*, mais aussi dans quelques cas de stridor congénital, on n'a trouvé *d'autre chose* à l'examen du pharynx et du larynx que leur hypertrophie.

III

LES THÉORIES NERVEUSES

Un des premiers auteurs qui attribua au stridor une origine nerveuse fut Politzer qui pensa à un trouble de l'innervation des muscles du larynx par un changement dans l'action des récurrents.

Lœri de Budapest dans une série de cas observa un spasme clonique des cordes vocales. Thomson, Mac Bride, Semon, Stamm, Herzfeld, Guida, Crosby-Greene, admettent l'existence d'un retard dans le développement des centres nerveux coordinateurs des mouvements respiratoires. Ashbey dans un cas (obs. XIV) admet une névrose produisant une sorte d'incoordination ayant pour effet d'ouvrir insuffisamment l'orifice glottique.

Nous ne parlons pas ici des théories de Robertson ni de Smith ; nous l'avons fait dans l'article précédent, les phénomènes nerveux, selon eux, sont secondaires aux altérations du naso-pharynx.

Thomson est le champion de la théorie nerveuse, c'est la sienne que nous aurons en vue au cours de cet article.

Dans une première période, quand les malformations du larynx n'étaient pas encore acceptées comme ayant un rôle important dans la pathogénie du stridor, il émit la théorie du spasme. Ayant observé cinq enfants atteints du stridor et dont quatre d'entre eux ne présentaient aucune malformation laryngée, il attribue le bruit à un spasme désordonné des muscles respiratoires, spasme choréiforme analogue au bégaiement, qu'il ne faut pas confondre avec le spasme de la glotte, la cause serait une névrose de développement produisant un retard dans le développement des centres nerveux corticaux qui régissent les mouvements respiratoires. A l'appui de sa thèse, il fait ressortir les analogies qui existent entre le stridor et le bégaiement ; début à une époque où la fonction affectée n'a pas encore atteint son développement ni acquis une stabilité parfaite, l'influence de l'émotion sur les deux maladies, le fait qu'un faible degré de bégaiement ou de spasme respiratoire se produit quelquefois chez des individus bien portants, le soulagement que procure dans les deux cas l'emploi énergique de la voix (chanter dans un cas, crier dans l'autre), enfin l'amélioration qui suit dans les deux cas l'amélioration générale de la santé.

On a objecté à cette théorie qu'un spasme n'est pas continu, qu'il ne dure pas de longs mois ; on ne comprend pàs non plus comment ce spasme peut persister pendant le sommeil naturel et chloroformique et même augmenter sous leur influence dans certains cas (cas de Paterson).

Sutherland et Lack, chez quelques enfants dont l'ouverture du larynx était plus grande, ont pu voir les cordes vocales qui ne présentaient aucune anomalie, et quand, à la suite d'un mouvement brusque ou d'une inspiration rapide le stridor se produisait, il était toujours associé à une chute intérieure des replis ary-épiglottiques.

A une époque plus récente, quand on a établi la présence fréquente des malformations laryngées dans les cas de stridor, Thomson et Turner ont adapté la théorie nerveuse aux constatations anatomiques qui révélaient la malformation du vestibule laryngé, mais ils considèrent les modifications anatomiques comme secondaires et conditionnées par une respiration mal coordonnée, spasmodique.

Ils commencent pour montrer, d'après leurs recherches sur 50 larynx d'enfants morts, que, chez les enfants, le larynx présente des dispositions particulières ; on y voit que l'épiglotte sur sa face postérieure forme une espèce de gouttière, en même temps que les replis ary-épiglottiques sont rapprochés, cette disposition ne se trouve que chez les enfants qui ont respiré et elle est due à la souplesse et à la malléabilité des parties qui forment le vestibule laryngé, cette disposition caractérise le *type infantile* du larynx ; chez les enfants mort-nés, ces modifications ne s'étant pas produites, l'ouverture du larynx est plus large. D'après eux, les malformations constatées à l'autopsie ou à l'examen des enfants atteints de stridor ne sont qu'une exagération du type infantile ci-dessus décrit et dont la cause la plus importante est une soudaine aspiration d'air dans le larynx produite par la respiration mal coordonnée et spasmodique. Le bruit se produit surtout au niveau des replis ary-épiglottiques anormalement rapprochés.

A l'appui de leur théorie, il font valoir que lorsque les jeunes enfants sont excités ou lorsqu'ils sortent du sommeil chloroformique, il leur arrive fréquemment de produire un bruit de coassement, inspiratoire temporaire.

Ils ont fait aussi des expériences sur des larynx d'enfants mort-nés en produisant des aspirations avec un tube métallique coudé auquel on attachait l'extrémité trachéale du larynx, pour que la glotte reste ouverte ils ont mis dans sa lumière un fragment de tube de caoutchouc. En agissant ainsi, ils ont vu se produire un rétrécissemeni du vestibule, et lorsque l'expérience se répétait plusieurs fois sur le même larynx la difformité persistait définitive ment, dans quelques cas elle ressemblait beaucoup à celle décrite dans l'autopsie de Refslund.

Contre cette deuxième théorie nous pouvons dire que d'après Sutherland et Lack qui pendant de nombreux mois ont examiné systématiquement le larynx de tout enfant qui leur était amené, ils n'ont jamais observé aucune malformation du larynx si ce n'est lorsqu'elle était associée au stridor.

D'après Paterson qui a examiné cinq enfants qui présentaient le type classique décrit par Thomson, « il n'y a pas de respiration anormale comme cela a été suggéré par Thomson et Turner ».

Les expériences faites sur des larynx de cadavres ne peuvent pas reproduire les conditions *in vivo*, même en l'absence des éléments élastiques et musculaires, les tissus chez le vivant doivent avoir une consistance autre que les tissus morts.

D'autre part nous avons une autopsie de Ashby (obs. XIV) qui a trait à un enfant atteint de stridor congénital dès sa naissance et mort au bout de neuf semaines et où *le larynx, l'épiglotte, les cordes vocales sont normales* et ne diffèrent en rien du larynx d'un enfant du même âge.

Gee a observé le cas d'un enfant âgé de trois ans et demi qui était atteint de stridor depuis l'âge de six mois, le larynx qu'on pouvait voir facilement *était normal*.

C. Stamm (obs. XV) chez une fillette de cinq semaines qui présentait depuis sa naissance à l'inspiration un bruit stridoreux « qui ressemble au son poussé par une poule », n'a *rien trouvé* à l'examen du larynx.

Jacobi dit que dans un cas de stridor qui ressemblait au ronronnement d'un chat et accompagné de dyspnée et de tirage modérés on ne trouva à l'autopsie qu'une hypertrophie modérée de la muqueuse et des tissus sous-muqueux près de l'insertion des cartilages aryténoïdes, *mais rien d'autre*.

Nous pouvons citer aussi les cas de stridor observés par Herzfeld (obs. XVI), les quatre cas du premier travail de Thomson (1892) où l'examen laryngoscopique ne montra *rien d'anormal au larynx*.

Nous voyons qu'il y a pas mal de cas où le stridor a existé *sans aucune* malformation laryngée. Cette théorie ne peut évidemment pas expliquer tous les cas de stridor.

Il nous semble donc que si cette déformation acquise

se produit elle est loin d'être constante, elle a manqué dans les cas que nous venons de citer et dont l'un d'entre eux celui de Herzfeld ne montra aucune déformation vestibulaire *à l'âge de cinq mois* époque à laquelle l'enfant fut examiné.

Von Bokay admet pour un de ses cas la théorie de la déformation secondaire, et cite à l'appui le fait observé à la laryngoscopie directe avec le tube de Killian, que, pendant l'inspiration stridoreuse l'épiglotte est aspirée vers l'intérieur du larynx ; il nous semble que le même fait pourrait s'expliquer en admettant que l'épiglotte pathologique n'est pas assez résistante et se laisse aspirer par le courant d'air.

Il nous semble préférable, à l'exemple de Sutherland et Lack, Koplik, etc., de considérer les malformations vestibulaires comme primitives et le stridor comme leur conséquence, car elles suffisent parfaitement à expliquer ce symptôme sans qu'il soit nécessaire de supposer l'existence d'altérations nerveuses additionnelles.

Mais il est des cas comme ceux que nous venons de citer où l'autopsie et l'examen du larynx n'ont montré aucun substratum anatomique pouvant expliquer le stridor, nous acceptons volontiers pour eux à l'exemple des auteurs (Herzfeld, Ashby, Stamm) l'hypothèse d'un trouble nerveux car jusqu'à maintenant c'est la seule explication plausible que nous puissions donner de ce phénomène, mais nous renonçons cependant à pénétrer plus avant dans le mécanisme intime de ce trouble nerveux.

IV

L'HYPERTROPHIE THYMIQUE ET LE STRIDOR LARYNGÉ CONGÉNITAL

Les premiers auteurs qui ont entrevu un cas de stridor congénital dans la production duquel le thymus joue un rôle important sont Rilliet et Barthez qui, dans leur *Traité des maladies de l'enfance* (1853), signalent une maladie présentant plusieurs des symptômes de la trachéite de la première enfance. La lecture de l'observation que nous reproduisons plus loin (obs. XXVII) nous montre qu'elle offre la plupart des signes qu'on attribue aujourd'hui au stridor d'origine thymique.

En 1898, Avellis, dans une conférence faite à la cinquième réunion des laryngologistes allemands à Heidelberg, émet la théorie que le stridor congénital des nourrissons est dû à une sténose trachéale ou trachéo-bronchique consécutive à une compression par le thymus hypertrophié. A l'appui de sa thèse, il cite quelques cas cliniques où l'hypertrophie du thymus n'est pas toujours mise en évidence, et les succès opératoires obtenus par Rehn, Kœnig et Glockler, dans des interventions sur le thymus en vu de libérer la trachée.

En 1904, presque en même temps, Hochsinger de Vienne et Marfan à Paris, le premier s'appuyant sur des études radiographiques, le second avec une remarquable observation accompagnée d'autopsie, montrent que l'hypertrophie du thymus est chez les nouveau-nés une cause de stridor chronique.

Malgré les nombreuses attaques dont elle a été l'objet, cette théorie s'affirme de plus en plus pour l'explication *de certains cas de* stridor congénital. Les travaux de Rehn, les communications faites à la *Société de pédiâtrie* par Guinon et Simon vers la fin de l'année dernière, celles de Barbier et Méry et Parturier, cette année, la publication de Cassaute et Eglier nous ont enrichis d'intéressantes données.

Personne ne met en doute aujourd'hui la possibilité de la compression des organes voisins et surtout de la trachée par le thymus hypertrophié. L'honneur de cette découverte revient à Grawitz, qui tira l'asthme thymique de l'oubli dans lequel les attaques de Herard (1847) et Friedleben (1858) l'avaient plongé.

Les accidents qu'on attribue à l'hypertrophie du thymus sont :

1° La naissance en état de mort apparente et la mort quelques instants après ;

2° La mort subite et imprévue dans les premières années sans qu'elle ait été précédée du moindre symptôme ;

3° Des accidents subaigus ou chroniques de dyspnée, tirage, cornage, cyanose, pouvant aboutir à la mort.

D'après le plan que nous nous sommes tracé, nous n'étudierons ici que les cas particuliers de stridor congénital chronique dûs à cette hypertrophie.

Pour prouver que le stridor congénital peut être dû à l'hypertrophie du thymus il faut démontrer :

1° Que le thymus hypertrophié peut comprimer la trachée ;

2° Que cette compression est la cause du stridor.

La compression de la trachée par le thymus hypertrophié n'est plus mise en doute, Grawitz a montré que le lieu d'élection est un *espace critique* compris entre le manubrium sternal et la saillie de la septième vertèbre cervicale dont le diamètre antéro-postérieur est chez le nouveau-né, de 2 centimètres, à 2 centimètres et demi. Or, un thymus hypertrophié peut atteindre parfaitement 2 centimètres d'épaisseur.

En autre, les constatations nécropsiques nous ont permis de vérifier ce fait. Sans remonter au travail de Rehn où il montre de nombreux cas de cette compression (28 cas), nous rappellerons que dans les deux cas à issue fatale, de Marfan (1894, 1904) cette compression existait. La même chose a été constatée dans deux autopsies de Barbier. Si on n'a pas trouvé toujours des traces de cette compression, c'est que comme l'a dit Brouardel la trachée est un organe très élastique chez l'enfant, si bien qu'une fois libérée, elle revient immédiatement à son calibre normal. C'est pour cela que Marfan note que, quand on cherche à vérifier une sténose trachéale d'origine thymique, il faut se garder de commencer par ouvrir la cage thoracique ; ce qu'il faut faire c'est de commencer par inciser sur la ligne médiane du cou, les téguments, l'aponévrose et la loge fibreuse du thymus ; si celui-ci est hypertrophié et comprime la trachée, on le voit faire brusquement hernie, et il est facile, alors que tout est en place, de s'assurer qu'il y a compression de la trachée.

Reste à démontrer que cette compression peut donner naissance au stridor. Nous pouvons répondre affirmativement, car les observations confirmatives ne manquent pas.

Dans le cas de Purrucker (obs. XVII) où, d'après l'auteur, il y avait un tableau typique se rapportant au *stridor inspiratoire du nourrisson*, on a remarqué que la respiration commença à devenir bruyante quatorze jours après la naissance ; au repos, il y avait du tirage ; à la suite d'une émotion, l'intensité du bruit augmentait, de même que la dyspnée, la cyanose et le tirage. Pendant l'opération, le bruit disparaissait lorsqu'on attirait le thymus devant le sternum, il recommençait lorsqu'on le laissait retomber en arrière.

Dans le cas de Hinrichs (obs. XVIII) on remarque que la respiration devient stridoreuse quelque temps après la naissance ; l'enfant est examiné à l'âge de dix mois, il existait alors un *stridor plus fort à l'inspiration qu'à l'expiration*. Lorsque l'enfant crie, le stridor s'exagère et il se cyanose, mais la voix est claire. Pendant le sommeil, le *stridor inspiratoire est clair*. L'enfant est opéré à cause de la dysphagie. Dans l'opération, on remarque aussi que le stridor diminue lorsqu'on attire à soi la capsule du thymus. On enlève un morceau de glande dont le poids est de 6 grammes. Cinq jours après, il n'y a plus de stridor. La guérison fut complète.

Le cas de Rehn (obs. XIX) concerne un enfant de quatre mois atteint, depuis sa naissance, d'un *léger bruit inspiratoire*, la voix est claire. Il se produit des crises de dyspnée avec cyanose et tirage, lorsque l'enfant fait des mouvements ou lorsqu'il crie.

Dans l'opération, lorsqu'on attire en avant la capsule du thymus le stridor diminue. On enlève une portion de glande grosse comme une noix, la capsule de l'organe est fixée aux fascia sus-sternaux. Dès le premier jour le bruit disparaît quand l'enfant est calme et il n'y a plus traces de dyspnée. L'unique séquelle est un bruit inspiratoire très bref qui apparaît quand l'enfant crie très fort.

König a opéré un enfant de sept mois qui était atteint, depuis sa naissance, d'un *stridor inspiratoire et expira-toire. Il n'y avait rien au larynx.* On fit une opération qui consista à enlever une partie de la glande et faire une place pour le restant en réséquant un bout de sternum. L'état de l'enfant fut amélioré.

Marfan a rapporté à la *Société de Pédiâtrie* (obs. XXV) l'observation d'un enfant âgé de dix-sept mois et atteint depuis la naissance d'*un cornage chronique plus prononcé à l'inspiration ;* cet enfant fut emporté dans une crise d'asphyxie tandis qu'on le conduisait à l'hôpital. A l'au-topsie, on ne trouve *aucune malformation ni anomalie du larynx,* pas d'adénopathie trachéo-bronchique, mais une compression de la trachée par un thymus hypertrophié dont le poids était de 22 grammes.

Guinon et Simon (obs. XXIII) ont rapporté le cas d'un enfant de huit mois et demi, présentant depuis trois semaines des crises de suffocation, et, quand il criait un bruit aigu rappelant le chant du coq et méritant bien le nom de stridor. Cet enfant mourut aussi pendant une crise lorsque la mère le conduisait à l'hôpital. A l'autopsie le larynx *fut trouvé normal*, le thymus était hypertrophié, il pesait 35 grammes.

Méry et Parturier (obs. XXIV) ont fait l'autopsie d'un enfant de cinq mois qui présentait une dyspnée intense avec cornage et tirage et atteint d'après Marfan (*Soc. de Péd.*, 15 déc. 1908), de stridor congénital. Il mourut d'une broncho-pneumonie intercurrente. On trouva une hypertrophie du thymus surtout au niveau de la portion cervicale engainant la trachée dans les trois quarts de sa circonférence.

Le professeur Hutinel a vu un enfant d'un mois et demi, atteint de stridor congénital, il lui a semblé qu'il n'y avait rien au larynx, mais que la trachée était comprimée. L'enfant étant assez maigre il a pu facilement, par la percussion apprécier le volume du thymus, qui était manifestement hypertrophié.

Dans notre observation nous avons pensé à une hypertrophie du thymus en raison de l'absence de végétations adénoïdes et de malformations vestibulaires constatées au toucher, et par le fait que le stridor diminue dans le décubitus latéral et s'exagère notablement dans le décubitus dorsal.

Dans presque tous les cas opérés nous voyons que le stridor disparaît ou diminue quand on tire en avant le thymus dans sa capsule et réapparaît lorsqu'on le laisse retomber en place.

Rien ne peut être plus probant que cette expérience en ce qui concerne la compression de la trachée dans la production du stridor.

La disparition des accidents, par l'intubation avec de longs tubes qui descendent jusqu'à l'extrémité inférieure de la trachée (obs. XXV) ou avec l'introduction des longues canules lors d'une trachéotomie (obs. XXI) et leur persistance malgré l'emploi de tubes courts (obs. XXII), sont aussi des preuves contre l'origine laryngée des accidents.

En outre, le larynx fut trouvé normal dans les cas opérés par Erhardt (obs. XXII) et par Kœnig (obs. XX), de même que dans les autopsies de Marfan (obs. XXV) et de Guinon et Simon (obs. XXIII).

Si dans les autopsies de Guinon et Simon, Méry et Parturier on n'a pas constaté de compression de la trachée, cela tient probablement à ce qu'on a commencé par ouvrir le thorax ce qui permet immédiatement à la trachée de reprendre son calibre normal avant qu'on ait eu le temps de l'examiner. Chez le vivant, cet aplatissement de la trachée a été constaté lors de l'opération faite par Erhardt (obs. XXIV).

Hochsinger a avancé que presque tous les cas de stridor congénital sont dus à la compression de la trachée par le thymus hypertrophié. Sur 58 enfants dont il a fait la radiographie, le thymus a été considéré comme hypertrophié dans 26 cas, chez 20 de ces derniers il y avait des signes de stridor laryngé congénital. Il ajoute que chez les nourrissons qui ont du stridor laryngé congénital, on trouve constamment, à l'examen clinique et à la radiographie, un thymus augmenté de volume, tandis que les enfants chez qui cette augmentation de volume n'a pu être constatée, n'ont jamais eu de stridor.

On lui a objecté avec raison qu'un examen complet du larynx n'a été fait dans tous ces cas. Ballin dit que le thymus n'a rien à voir avec le stridor inspiratoire, et quand chez un enfant atteint de cette affection on trouve un thymus hypertrophié il ne s'agit que d'une coïncidence fortuite, von Bokay, notant qu'on a constaté la disparition du stridor en plaçant dans le larynx un tube court, admet que le thymus ne joue aucun rôle dans la pathogénie du stridor.

Les observations que nous avons citées plus haut suffisent pour contredire ces affirmations si excessives. Evidemment on ne peut pas accepter, comme Hochsinger le pense, que presque tous les cas de stridor reconnaissent la même origine car nous avons des autopsies telles que celles de Variot (obs. IV), Mac Ilraith, Sutherland, Lack et Haushalter (obs. VI), Ashby (obs. XIV), von Bokay (obs. VII) où avec un thymus normal ou petit, on trouva des malformations laryngées, excepté celle de Ashby où l'on ne trouva rien.

Le tubage aussi dans ce cas à malformations laryngées en supprimant le stridor (obs. IV) apporte un argument aussi décisif que les précédentes constatations nécropsiques.

Nous savons aussi qu'il y a des enfants chez lesquels un gros thymus n'a jamais produit d'accidents. Cela ne porte aucune atteinte à notre conception, cela veut dire simplement qu'un gros thymus ne produit pas toujours de stridor, il peut rester silencieux comme il y a des anévrismes aortiques ou des tumeurs cérébrales muettes.

Mais il est des cas où les malformations laryngées et

l'hypertrophie thymique coexistent, tel celui de Kophik (obs. VIII). En pareille circonstance, il n'y a que le tubage qui peut décider quelle est l'origine du syndrome, et dire si les deux causes sont en jeu.

Pour nous résumer, on peut dire qu'il y a des cas incontestables où le syndrôme stridor congénital est produit par une compression de la trachée par le thymus hypertrophié, et que ces cas ne sont pas rares.

***

Nous venons de voir combien les affections pouvant donner naissance au stridor congénital sont différentes, mais nous ne les avons pas mentionnées toutes ; ainsi Mensi a observé un cas de stridor laryngé congénital où il trouva, comme cause unique, essentielle, une hypertrophie du corps thyroïde. Terrien et Bodolec ont communiqué à la *Société de Pédiatrie* (15 novembre 1904) le cas d'un enfant de huit mois présentant, depuis l'âge de quatre mois des crises de dyspnée avec cyanose et un *cornage aux deux temps*, la gêne respiratoire était surtout accusée à l'inspiration ; il présentait en même temps un angiome de la région cervico-thoracique gauche. Boulard, dans sa thèse, cite trois cas de stridor dus vraisemblablement à une rhino-pharyngite.

Guilbert et Cerf considèrent aussi comme cause du stridor congénital la laryngite obstétricale.

Nous savons aussi que les adénopathies trachéo-bronchiques peuvent donner naissance à une respiration stridoreuse et qu'il y a des cas où elles sont congénitales (Geffrier).

De tout ce que nous venons de dire, il est facile de conclure que le stridor congénital des nourrissons *est un syndrome et non une maladie*. Il serait excessif de ne désigner sous ce nom que les malformations vestibulaires du larynx, et, même si on accepte cette interprétation, il faudrait convenir que ces malformations ne représentent pas un type unique ; en effet, tantôt elles siègent à la partie antérieure du vestibule (type Lees, Variot), tantôt c'est la partie postérieure qui est lésée (type Paterson).

Mais que dirons-nous de la malformation de la glotte dont le type est fourni par l'observation de Lévy et Etienne ?

Il faut donc reconnaître qu'il y a plusieurs malformations laryngées pouvant donner naissance au syndrome.

Mais, comme nous l'avons exposé longuement, il y a beaucoup de cas de stridor congénital où on a pu mettre le larynx hors de cause de par l'examen *in vivo* et de par les *constatations nécropsiques*, et pourtant ces cas ne diffèrent pas cliniquement des autres. Si nous rappelons en quelques lignes leurs principaux caractères, nous voyons que souvent ils se sont manifestés dès la naissance, le stridor a été comparé à un gloussement, à un coassement, à un ronflement ; dans presque tous ces cas, le stridor prédomine à l'inspiration quand il n'est pas purement inspiratoire, il y a du tirage, la voix et la toux sont claires, l'état général est bon ; dans presque tous, il y a des accès de dyspnée plus ou moins intense : ce n'est que dans quelques cas, tel celui de Smith, mais surtout dans ceux dus à

l'hypertrophie du thymus que l'on voit ces crises dramati-
ques d'asphyxie avec cyanose, angoisse, très fort tirage,
qui peuvent se terminer par la mort. Mais il faut dire que,
dans les cas liés à une malformation laryngée, il y a aussi
des crises très intenses, tel celui de Lévy et Etienne, et qui
peuvent même se terminer par la mort (cas de Sutherland
et Lach, de Mac Ilraith), quoique cela ne soit pas la règle.
Il faut remarquer que les cas à hypertrophie thymique
qui ont été étudiés sont des cas très graves, mais combien
de cas légers peuvent se présenter qui passent inaperçus
ou sont désignés sous une autre étiquette, d'autant que le
diagnostic d'un thymus hypertrophié est parfois chose très
difficile et il n'y a que la radiographie qui nous permet de
le faire avec certitude. D'après les affirmations de Hochsinger qui s'est adonné à ce genre d'investigations, *les
nourrissons qui présentent le type du stridor congénital
ont, d'une façon constante, un thymus augmenté de volume, et presque toujours l'ombre radiographique produite
par cet organe est considérablement élargie ;* par contre,
chez ceux qui ne présentent pas de stridor, l'examen clinique et radiographique n'a montré rien d'anormal.

CHAPITRE III

DIAGNOSTIC ÉTIOLOGIQUE. — PRONOSTIC
TRAITEMENT

Un diagnostic certain du stridor par malformations laryngées ne peut être fait qu'au moyen d'un examen laryngoscopique, car quoique cette variété de stridor possède certains caractères : bruit inspiratoire avec peu ou pas de dyspnée, tonalité élevée à la fin de l'inspiration, absence de tirage ou tirage léger, caractères qui ne sont pas communs chez les malades atteints d'hypertrophie adénoïdienne ou thymique et peuvent ainsi faire éliminer ces deux affections, il n'en est pas de même avec le stridor causé par des troubles nerveux et dont la ressemblance est si grande qu'il n'y a que l'examen laryngoscopique qui permet de les différencier. Mais nous ne conseillons pas de le tenter chez un enfant car nous savons depuis que Pott l'a fait remarquer que certains enfants meurent subitement par apnée ou syncope quand on leur renverse la tête en arrière pour examiner leur gorge, et chez eux on n'a trouvé d'autre chose à l'autopsie qu'un gros thymus. Un malade de Barbier avait un gros thymus comme le montra la radiographie, quand on lui étendait la tête on voyait se produire des crises de toux grasse avec étouffements pendant lesquels sa face se congestionnait et ses yeux deve-

naient saillants ; quand on essayait d'explorer la gorge
en se servant de l'abaisse langue de Escat l'enfant présentait des crises de suffocation très graves. Un malade
de Bruder atteint de stridor laryngé congénital présenta,
quand on voulut examiner sa gorge au laryngoscope,
une crise dyspnéique si intense et si longue qu'on dut re-
noncer à l'examen. Le toucher est préférable mais il n'est
à la portée que des personnes très habituées à le pratiquer.

Il nous semble préférable de faire ce diagnostic par éli-
mination. On écartera ainsi l'hypertrophie du thymus et
la présence des végétations adénoïdes, il ne restera que les
troubles nerveux et les malformations laryngées dont le
diagnostic différentiel n'est nullement indispensable, ces
deux affections étant d'un pronostic très bénin.

Le stridor dû à l'hypertrophie du tissu adénoïdien sera
soupçonné si le bruit ressemble à un coassement ou à un
ronflement, s'il s'exagère durant le sommeil, s'il y a du
tirage avec rétraction symétrique des régions infra-mam-
maires et dépression au niveau de l'appendice unciforme
(Smith). Le toucher digital lèvera tous les doutes.

Le stridor dû à l'hypertrophie du thymus peut être
diagnostiqué avec probabilité si, en même temps, il y a
des crises paroxystiques de dyspnée avec angoisse,
cyanose, tirage et menaces d'asphyxie, les crises appa-
raissent à l'occasion d'une colère, avec la toux, quand
l'enfant est placé dans le décubitus dorsal, quand on
comprime le thorax, quand on renverse la tête en arrière
(Benecke), ce dernier moyen est dangereux. Elles disparaissent dans le décubitus latéral. Le tubage avec un

tube long d'O'Dwyer, ou l'introduction d'une longue canule
lors d'une trachéotomie diminuent ou suppriment cette
dyspnée (Marfan, Rehn). Le signe de Rehn consiste dans
la présence d'une petite tumeur qui fait saillie à l'expiration dans la fossette sus-sternale et sa disparition à
l'inspiration derrière le sternum. La dysphagie (Marfan)
a été aussi constatée dans le cas de Hinrichs (obs. XVIII),
c'est à cause d'elle que l'opération fut décidée dans ce
cas. Une voussure du manubium sternal a été aussi constatée dans certains cas par Barbier, ce même auteur a
insisté sur les déformations thoraciques produites par
le tirage, qui présentent le type de thorax en carène ou en
entonnoir. Méry et Parturier ont observé chez un enfant
qui avait, comme le montra l'autopsie, un thymus très
gros ; pendant les fortes inspirations, les cartilages costaux
se moulaient sur la tumeur qui devenait ainsi perceptible
à la vue.

La percussion montre une augmentation de la zone de
matité au niveau du manubium et la disparition de la
sonorité qui existe normalement entre le cœur et le
thymus.

Mais tous ces moyens que nous venons d'énoncer sont
très infidèles et le diagnostic de l'hypertrophie thymique
est quelquefois très difficile. Il n'y a que la radiographie
qui donne des renseignements précis sur le volume de la
glande ; c'est d'après elle que Hochsinger est arrivé a
déceler l'hypertrophie du thymus dans des cas de stridor
laryngé congénital·

PRONOSTIC

Le pronostic du stridor congénital est lié à l'affection causale. Il est très bénin dans les cas de malformations laryngées, car il n'y a que deux cas de mort, ceux de Sutherland et Lack, et Mac Ilraith ; dans les autres cas, la mort est survenue du fait des maladies intercurrentes, surtout des affections broncho-pulmonaires auxquelles ces enfants sont prédisposés.

Nous dirons autant des cas dus aux troubles nerveux.

Les cas dus aux adénoïdes ont comme cette affection un pronostic bénin s'ils sont convenablement traités.

Au sujet de ceux qui sont dus à l'hypertrophie thymique on devra toujours réserver le pronostic, car quoique cette affection paraisse guérir souvent, on ne sait jamais les surprises que nous réserve un thymus hypertrophié, comme le dit Rehn, même dans les cas bénins où l'état des malades est satisfaisant il peut se produire des événements imprévus qui peuvent avoir des conséquences très mauvaises.

TRAITEMENT

Il varie selon les causes de l'affection. Dans les cas dus aux malformations vestibulaires et aux troubles nerveux, il doit être avant tout hygiénique ; il faut éviter à tout prix les infections des voies respiratoires qui dans ces cas peuvent revêtir une gravité inusitée. Variot a conseillé les inhalations d'eucalyptus et la balnéothérapie tiède. Contre les attaques d'asphyxie menaçante, Sutherland et Lack ont conseillé de se tenir prêt à faire la trachéotomie, Variot a employé le tubage ; mais ces cas sont très rares.

Dans les cas de sténose par soudure des cordes vocales, la section fera disparaître les troubles.

L'hypertrophie du tissu adénoïdien sera traitée selon son importance, soit par des instillations médicamenteuses, soit par le curettage ou l'ablation à la pince de Lowenberg.

Quand l'hypertrophie thymique est en cause, c'est l'existence des crises de suffocation qui dans presque tous les cas a guidé les décisions chirurgicales. Nous n'avons pas encore assez de documents pour établir avec précision les indications opératoires, ce que nous savons c'est qu'un gros thymus peut produire la mort dès la première crise, comme Rehn l'a dit, le temps et l'expérience décideront s'il faut opérer par prophylaxie. C'est à l'étranger qu'on a opéré des enfants atteints de cette maladie, l'opération aurait donné toujours les meilleurs résultats, d'après Veau, la thymectomie est une opération bénigne, facile et efficace.

OBSERVATIONS

OBSERVATION 1

(D. B. Lees. — *Transactions of the pathological Society of London*, 1883, vol. XXXIV, p. 19.)

Forme particulière d'obstruction respiratoire

Le larynx que je présente aujourd'hui à la Société provient d'un enfant âgé d'un an qui a présenté pendant toute sa vie une respiration particulièrement bruyante. Chaque inspiration était accompagnée d'un bruit de coassement, tandis que l'expiration était beaucoup moins affectée. En effet, elle était généralement complètement libre et le son de la voix était tout à fait clair.

Un mois environ avant la mort de l'enfant, on pratiqua un examen laryngoscopique et l'on vit que l'ouverture supérieure du larynx avait la forme d'une fente médiane étroite s'étendant de haut en bas.

L'épiglotte était enroulée sur elle-même de telle sorte que les faces postérieures de ses moitiés latérales se touchaient presque, et que les replis aryténo-épiglottiques très rapprochés se recouvraient presque l'un sur l'autre. Un second examen fut tenté un mois plus tard et l'on vit qu'un petit exsudat diphtéritique blanchâtre existait sur chaque amygdale. L'enfant mourut trois jours après cela.

Voici les constatations de l'autopsie environ deux jours après la mort :

L'épiglotte est repliée fortement en dedans plus que cela n'est habituel chez les enfants. Les replis aryténo-épiglottiques sont très rapprochés ; en effet, ils semblent être en contact. Ils sont tout à fait minces et ne présentent pas d'œdème.

Au-dessus d'eux et au-dessous du centre de l'épiglotte repliée existe une ouverture de la grandeur d'un trou d'aiguille et au-dessous entre les cartilages aryténoïdes existe une deuxième ouverture beaucoup plus large. Les cordes vocales, comme le reste de la partie inférieure du larynx, sont normales.

La trachée est recouverte d'une membrane diphtéritique.

OBSERVATION II

(E. Lévy et P. Étienne, chef de clinique chirurgicale. *Revue médicale de l'Est*, 1887.)

Un cas de rétrécissement congénital du larynx.

L'enfant R... (Eugénie), à l'époque où nous l'observons, est âgée de dix-sept mois. Sa conformation extérieure est celle de son âge. Son facies est pâle et légèrement amaigri.

Ce qui se passe du côté de l'appareil respiratoire appelle de suite l'attention : la respiration est fréquente ; il n'y a pas de dyspnée, la dyspnée n'apparaît qu'à certains moments où la petite malade a de véritables crises de suffocation ; un bruit de cornage constant se perçoit aux deux temps de la respiration ; la voix, malgré cela, n'est guère modifiée que dans le cri.

En étudiant ces différents phénomènes, soit d'abord le bruit de cornage, nous notons les détails suivants : ce bruit consiste ici dans une respiration assez rude, bruyante (à l'hôpital, on l'entend d'un bout de la salle à l'autre), presque sifflante à certains moments, plus accusée dans l'inspiration que dans l'expiration ; il existe depuis la naissance ; il est constant ; il aurait toujours présenté à peu près les mêmes caractères. Cependant, d'après le père, le bruit serait moins aigu la nuit ; et son intensité se serait accrue avec l'âge, dans une certaine mesure.

Les crises de suffocation se présentent ainsi : l'enfant est-elle, par exemple, sous le coup d'une émotion, subitement la respiration qui n'est que fréquente, devient saccadée, anxieuse ; les inspirations courtes et fréquentes se succèdent sans résultat ; aussi l'aspiration est-elle au maximum : les narines dilatées, la position assise ; bientôt la face devient grippée et cyanosée ; puis une ou deux inspirations plus longues, plus profondes, surviennent et tout cesse ; l'accès a duré quelques secondes.

L'enfant aurait eu sa première crise huit jours après sa naissance : elles ont lieu le jour et la nuit ; on en compte 4 à 5 par jour ; elles sont moins fréquentes la nuit ; le nombre de ces crises n'aurait pas sensiblement augmenté avec l'âge.

Quant aux causes occasionnelles qui les provoquent, nous indiquerons les émotions, les contrariétés, le fait de téter, les efforts de défécation, quelquefois les changements de position pendant le sommeil (elle dort bien dans la position horizontale). La dentition n'a eu aucune influence sur ces crises.

Quant à la voix, elle est peu modifiée ; le langage articulé existe ; elle balbutie quelques mots, comme les autres enfants de son âge. La voix d'ailleurs est claire ; seul, le cri qu'elle jette de temps en temps ne ressemble pas à un cri d'enfant ; son père le comparait à un cri d'oiseau de passage. Il n'y a pas eu d'aphonie.

Les signes physiques sont négatifs : il n'y a pas de développepement anormal du corps thyroïde ni du thymus ; le volume du larynx et de la partie supérieure de la trachée est normal, autant qu'on peut s'en assurer au travers des parties molles ; le toucher du vestibule du larynx ne révèle rien.

Quant à l'examen laryngoscopique, il n'a pas été pratiqué, parce que l'enfant est sortie de l'hôpital avant qu'on ait pu le tenter.

Négatif aussi l'examen clinique des autres organes. L'enfant mange bien. Sans ses crises nocturnes elle dormirait toute la nuit. Les bruits du cœur sont normaux. Elle commence à marcher. Aucun signe de rachitisme.

D'ailleurs, elle n'a pas eu d'autres maladies. Nous avons interrogé au point de vue de l'hérédité. Mais le père et la mère sont sains. Aucun membre de la famille n'aurait présenté de difformités. A relever cependant ce fait : que l'unique sœur de la petite fille, âgée de six ans, porte un kyste congénital de la queue d'un des sourcils.

Tel était son état dans le courant de mars (1887). Elle sort de l'hôpital. Nous l'avions perdue de vue, quand l'un de nous, dans les premiers jours d'avril, fut informé de sa mort, survenue dans les circonstances suivantes : l'enfant, deux ou trois jours auparavant, sans toux et sans mal de gorge, aurait été plus « serrée » de sa respiration : elle serait devenue plus pâle, de jour en jour, ses membres se refroidissant volontiers ; sa figure même aurait pris une teinte cyanosée.

La veille de sa mort, on la couche comme d'habitude dans la position horizontale et elle ne tarde pas à s'endormir. Vers 4 heures du matin, le père n'entendant plus de bruit de cornage va vers elle et la trouve en état d'asphyxie : le visage pâle, le **corps** couvert de sueurs, les extrémités froides. Elle meurt avant qu'aucun secours médical puisse lui être apporté.

M. Lévy obtient de faire l'autopsie et constate les détails anatomiques suivants :

Le corps tyroïde et le thymus sont normalement développés ; les poumons présentent de l'emphysème et de l'œdème généralisés ; le cœur est légèrement hypertrophié (diamètres 9 et 11 centimètres).

Auparavant on avait remarqué une dépression notable du creux épigastrique ; cette déformation, attribuée au tirage, était due à l'enfoncement de l'extrémité inférieure du sternum ou plus exactement de l'appendice xyphoïde.

Mais tout l'intérêt se porte sur le larynx. Ce qui frappe, à première vue, c'est la rougeur et le gonflement des replis aryténo-épiglottiques, réduisant très sensiblement les dimensions du vestibule. Cette laryngite œdémateuse éventuelle est manifestement la cause immédiate de la mort.

Quant à la gêne respiratoire permanente, elle était due vraisemblablement aux dispositions anatomiques que voici :

Etroitesse de la fente glottique insuffisamment développée et surtout soudure des faces correspondantes de l'espace interaryténoïdien. En d'autres termes, non seulement la glotte interligamenteuse n'a pas ses dimensions normales (elle ne mesure que 4 millimètres), mais la glotte interaryténoïdienne n'existe pas.

En examinant de plus près, on constate que le rétrécissement est régulier, que la soudure est exactement médiane, laissant libre seulement le sommet des aryténoïdes ; on ne voit nulle part de cicatrices irrégulières ; il n'y a pas de déformation ni de déplacement des cartilages.

Le larynx sauf cette disposition anormale est bien conformé.

Voici les dimensions importantes : diamètre vertical, 20 millimètres ; diamètre transversal, 19 millimètres ; diamètre antéro-postérieur, 18 millimètres ; orifice glottique, fente de 4 millimètres de longueur (dimension obtenue par projection).

Quant aux cartilages, ils présentent les dimensions suivantes : cartilage thyroïde, diamètre vertical (médian) 8 mm. 5 ; hauteur des lames 13 millimètres ; largeur des lames, 19 millimètres ; cartilage cricoïde : diamètre vertical antérieur, 4 millimètres ; diamètre vertical postérieur (approximatif), 10 millimètres ; épiglotte : hauteur, 11 millimètres ; largeur 16 à 18 millimètres.

Le larynx n'ayant pas été sectionné, ni disséqué (pour le déposer intact au musée de la Faculté), nous ne pouvons donner les mesures relatives aux aryténoïdes.

La trachée qu'il était intéressant d'examiner, a sa forme normale ; sa longueur est de 46 millimètres. Après la section, son diamètre transverse mesure 6 millimètres, ainsi que son diamètre postérieur. Mais en tendant un peu la partie fibreuse, sans la violenter, on obtient un diamètre transversal un peu plus fort (8 millimètres). On y compte 17 anneaux assez réguliers.

Comme dimensions d'un intérêt secondaire, nous donnerons encore celles-ci : orifice supérieur du larynx (au niveau des replis aryténo-épiglottiques), diamètre antéro-postérieur, 8 millimètres ; diamètre transverse (plus grande largeur), 7 millimètres ; au niveau des cordes vocales supérieures, diamètre transverse, 3 millimètres ; diamètre antéro-postérieur, 6 millimètres.

En résumé, l'enfant était porteur d'un rétrécissement du

larynx ou plus exactement de la glotte, rétrécissement congénital qui nous explique suffisamment les phénomènes anormaux qu'elle a présentés pendant la vie. La laryngite œdémateuse survenue dans les derniers jours, a amené la mort par le
fait du gonflement inflammatoire qui a diminué encore les
dimensions anormalement restreintes du canal aérien, au point
de rendre la respiration impossible.

OBSERVATION III

(H. Refslund. — *Münchener medicinische Wochenschrift,*
1896, nᵒ 48.)

Des troubles respiratoires dus à la malformation de l'épiglotte

Christian Cl..., âgé de deux mois et demi, fut reçu à l'hôpital de Kiel le 25 novembre 1895. Il avait été mis en nourrice à
Kiel par la mère, qui est une servante célibataire, et fut amené
chez nous parce qu'il ne respirait pas bien de temps en temps.
Il souffrait depuis sa naissance de cette gêne respiratoire,
et pendant l'inspiration il faisait entendre un sifflement
bruyant.

L'enfant avait bon appétit.

A chaque inspiration on pouvait entendre un sifflement plus
ou moins fort. En même temps le larynx s'abaissait et on voyait
une forte dépression inspiratoire de la partie inférieure du thorax. De temps en temps, surtout après un changement de position et lorsque l'enfant avait crié, survenaient quelques respirations libres isolées.

On ne voyait rien d'anormal dans la gorge. L'examen au

laryngoscope montra un plissement latéral de l'épiglotte et pendant l'inspiration, un abaissement et un mouvement de bascule en arrière, de celle-ci. Lorsque l'enfant criait, l'épiglotte se relevait de nouveau.

Au dire de la mère, ses deux enfants précédents qui étaient morts l'un à six semaines, l'autre à trois ans et quart, avaient respiré de cette manière.

Pendant le séjour de l'enfant à l'hôpital, le respiration devint passagèrement plus libre ; cependant à partir du 23 décembre, elle fut de nouveau entravée.

Le 26 décembre au soir, la température qui était jusqu'alors normale, monta tout à coup à 39°8. En arrière et à la base du poumon gauche on entendait des râles assez abondants, à bulles petites et moyennes.

On pensa à de l'infiltration pulmonaire, mais les signes n'étaient pas assez nets.

Le pouls était petit, l'appétit bon.

La toux était peu fréquente. La gêne respiratoire était modérée.

On prescrivit à l'enfant de l'élixir pectoral et de la liqueur ammoniacale.

3 janvier 1896. — La température monta. Les symptômes pulmonaires avaient disparu. L'enfant avait maigri beaucoup. La respiration était assez libre, cependant de temps en temps un léger sifflement se laissait entendre.

Dans la suite, l'enfant s'amaigrit de plus en plus, malgré une bonne alimentation et des selles régulières. La respiration était assez libre.

De temps en temps survenaient, le soir, des ascensions thermométriques dépassant 39 degrés, sans que l'on pût trouver quelque chose de particulier. Le 24 janvier, la température monta le soir au-dessus de 40 degrés. Il y avait peu de toux, mais la respiration était fréquente.

A la percussion, on constatait de la matité en arrière et à la base du poumon gauche.

Au-dessus de cette zone mate, on entendait une respiration bronchique, des râles crépitants et des râles à bulles moyennes. Le traitement consista en enveloppements froids, camphre et élixir sucré.

Sous l'influence de ce traitement la température devint normale, cependant l'état du poumon resta stationnaire et le 3 février l'enfant succomba dans la cachexie et le collapsus.

L'autopsie pratiquée le 5 février montra ce qui suit.

Emphysème pulmonaire. Pneumonie. Catarrhe modéré de l'intestin et de l'estomac. Hyperhémie cérébrale, atrophie générale. Rachitisme. L'examen du larynx montra ce qui suit :

L'épiglotte qui mesure 5 millimètres de longueur, depuis la base de la langue jusqu'à la pointe, est partagée par un sillon en son milieu.

Les deux lames mesurent chacune 5 millimètres de large au niveau de la base de la langue. Les lames isolées sont très minces, 1 millimètre à 1 millimètre 1/2. Le sillon longitudinal est encore plus mince dans le milieu et un peu transparent. Dans toute l'étendue de celui-ci se trouve un faisceau de tissu conjonctif relié à la base de la langue.

Au niveau de ce sillon l'épiglotte est repliée de telle sorte que ses faces internes se touchent. Par ce fait, l'ouverture du larynx est réduite à une petite ouverture losangique.

Outre la mobilité des deux moitiés de l'épiglotte l'une contre l'autre, celle-ci pouvait basculer aussi facilement en arrière, de telle sorte qu'il survenait un rétrécissement encore plus marqué de l'ouverture du larynx, et il ne subsistait plus qu'une fente losangique au milieu.

Entre les deux cartilages aryténoïdes on trouve une fente de 7 millimètres, dont les bords se touchent étroitement. De là, jusqu'à la base de l'épiglotte, il y a une distance de 3 millimètres.

A part cela, le larynx est constitué normalement.

OBSERVATION IV

(Variot. — *Journal de clinique et de thérapeutique infantiles*, juin 1898.)

Un cas de respiration stridoreuse des nouveau-nés avec autopsie

Je viens d'observer, dans mon service de l'hôpital Trousseau, le jeune Eugène M..., âgé de vingt-deux mois, atteint d'un cornage laryngien datant des premiers jours après la naissance. Cet enfant, entré salle Lugol le 7 mai, a succombé le 21 et son autopsie a été faite par moi le 22 mai 1898.

Il nous fut apporté par sa mère avec un bruit de cornage tellement intense que la surveillante le crut atteint de croup et le fit transporter au pavillon des douteux où il resta trois jours.

La respiration fut plus ou moins bruyante pendant ce temps ; il avait aussi un écoulement nasal muco-purulent et l'on fit un ensemencement du mucus pharyngien sur sérum gélatinisé. Cette culture ne donna à l'examen microscopique que des streptocoques sans bacille de Lœffler. Il n'y avait d'ailleurs ni rougeur ni exsudat dans le pharynx.

L'enfant fut remonté alors salle Lugol.

10 mai. — Le cornage avait diminué d'intensité et n'était plus tout à fait continu ; c'était un sifflement *inspiratoire rauque* qui s'exagérait lorsqu'on s'approchait de l'enfant, lorsqu'on le remuait.

La voix était très claire, soit lorsqu'il criait, soit lorsqu'il parlait.

Eugène M... était peu développé pour son âge, il ne pesait que 15 livres à vingt-deux mois.

L'absence de troubles vocaux et de tirage vrai coexistant avec ce cornage laryngien persistant me firent songer à la respiration stridoreuse datant de la naissance et je me décidai à faire un tubage temporaire du larynx pour m'assurer si le bruit était dû ou non à une obstruction glottique.

J'eus grand'peine à relever l'épiglotte qui me parut anormalement repliée en arrière, néanmoins je parvins à introduire un tube de deux ans que je laissai en place ; je retirai l'ouvre-bouche. Le cornage respiratoire me parut diminué mais non tout à fait supprimé. Deux minutes après l'opération, je m'aperçus que l'enfant avait rejeté le tube hors du larynx et qu'il l'avait dégluti, je n'eus que le temps de tirer sur le fil resté attaché pour empêcher le tube de tomber dans l'œsophage. Quelques instants après, le cornage avait reparu plus intense qu'auparavant.

Je fis mander la mère pour obtenir des renseignements ; elle nous apprit que son enfant était revenu de nourrice depuis quelques jours seulement et que le bruit respiratoire n'était pas distinct à la naissance.

Il est vrai qu'elle ne garda l'enfant que deux jours et qu'elle l'envoya tout de suite à la campagne pour y être élevé. La nourrice a été interrogée par lettre et voici ce que j'extrais de sa réponse adressée à la mère :

« Le petit Eugène était très faible lorsque vous me l'avez confié et j'ai été obligée de le faire boire à la cuiller pendant les trois ou quatre premiers jours, mais plus tard il a bien pris le sein Pour le *ronronnement*, il l'a toujours eu aussi pendant qu'il tétait et même en dormant.

Il était gai, s'amusait bien et ne paraissait pas gêné par son râle. »

Ces renseignements ne pouvaient laisser aucun doute sur la nature du cornage laryngien persistant en présence duquel on se trouvait ; il s'agissait bien d'un cas de respiration stridoreuse datant des premiers jours de la vie.

Pendant son séjour salle Lugol, le petit Eugène M... conserva ce cornage, mais avec de grandes variations d'intensité. Lorsqu'il dormait ou lorsqu'il était calme, on entendait à peine le bruit laryngien respiratoire, mais dès qu'il était excité, dès qu'on l'enlevait de son lit, l'inspiration devenait rauque et sifflante ; plus le diaphragme et les muscles inspirateurs se contractaient brusquement, plus le bruit anormal s'accentuait.

17 mai. — Je fis une nouvelle tentative de tubage dans l'espoir de dilater la glotte que je supposais resserrée d'une manière spasmodique ou autrement. J'introduisis sans difficulté un tube de deux ans et après avoir enfoncé le pavillon dans la cavité du vestibule laryngien, il me parut en explorant avec l'index que l'épiglotte s'était rabattue sur le pavillon du tube, néanmoins l'enfant respirait bien par le tube et *le bruit de cornage pendant ce temps cessait de ce faire entendre*. Je présumai donc que le cornage respiratoire était dû à un état spas-

modique anormal des cordes vocales. Le tube ne fut conservé que pendant cinq minutes et rejeté par la bouche.

19 mai. — La température de l'enfant s'élève à 38°8, l'auscultation est à peu près impossible à cause du bruit du cornage qui masque le murmure vésiculaire.

20 mai. — La température atteint 39°5. La peau du tronc et des membres est couverte d'une éruption scarlatiniforme, prédominante à la racine des membres. La muqueuse du pharynx est rouge, les amygdales tuméfiées. A la visite, nous le considérons comme suspect de scarlatine et nous le faisons transporter au pavillon des douteux où il succomba dans la nuit.

Autopsie faite le 22 mai. — Après l'ouverture du plastron thoracique, il ne reste que des reliquats insignifiants du thymus. Aucun ganglion apparent ni dans le thorax, ni dans la région cervicale sur le trajet des nerfs récurrents. La trachée et l'arbre aérien sont normaux, mais il y a des foyers de bronchopneumonie assez étendus à la base du poumon gauche. Congestion notable de la base droite.

La rate est un peu grosse. Rien d'appréciable dans les autres organes.

Le larynx enlevé d'un bloc avec la langue, présente une disposition tout à fait anormale dans la région vestibulaire. L'épiglotte est allongée, ses bords sont rapprochés de manière à former une gouttière assez étroite. Le fibro-cartilage de l'épiglotte et la muqueuse qui la recouvre sont minces, souples et sains d'aspect. Les replis aryténo-épiglottiques au lieu de former un V ouvert en haut en partant du sommet des cartilages aryténoïdes pour arriver à l'espace ary-aryténoïdien forment une simple fente de plus de 1 centimètre de hauteur; dans cette étendue, les replis minces et souples sont en contact direct. La surface des replis était lisse.

En arrière de l'ouverture du vestibule laryngé, peu développée, il y a donc une sorte de glotte vestibulaire limitée par ces replis anormaux, vestige d'une malformation laryngée. En écartant ces replis, on distingue les cordes vocales à leur place habituelle avec leur coloration blanc nacré et leur disposition normale. Çet aspect singulier du vestibule laryngé devient grossièrement évident par comparaison avec la même région d'un larynx sain du même âge.

Pendant cet examen cadavérique, j'ai introduit un tube de deux ans dans le larynx.

Le pavillon descend sans difficulté au-dessous des replis vestibulaires et est arrêté comme d'habitude au-dessus des cordes vocales, mais les deux replis sont légèrement entr'ouverts en arrière en s'appliquant sur le pavillon et leur écartement peut expliquer la cessation du bruit stridoreux pendant la vie.

M. Chauveau, interne du service, a fait une dissection sommaire de ce larynx. Les cartilages thyroïde et cricoïde semblent à peu près normaux, mais les aryténoïdes sont allongés. Le fibro-cartilage de l'épiglotte s'enroule sur lui même. La musculature paraît normale. La malformation porte principalement, sinon uniquement, sur le vestibule laryngé....

OBSERVATION V

(VARIOT et LE MARC'HADOUR. — *Société de Pédiátrie de Paris* octobre 1900.)

Un cas de stridor congénital avec examen objectif

Au mois de mars dernier, l'on présentait à la consultation du

Dr Variot un enfant d'un mois dont la respiration bruyante attirait immédiatement l'attention.

Chaque inspiration s'accompagne d'un bruit musical rappelant le gloussement d'une poule, l'expiration au contraire est
normale et silencieuse.

La mère interrogée raconte qu'elle est accouchée à terme,
après une grossesse régulière, d'un enfant bien portant, de
poids normal, mais qui, dès sa naissance a présenté cette
respiration bruyante caractéristique qui l'inquiète et l'amène
consulter.

La mère et le père de l'enfant sont bien portants, sans tares
organiques ; il n'existe aucun antécédent nerveux dans ses ascendants. L'enfant est vigoureux d'apparence et bien constitué,
il est nourri au sein dans de bonnes conditions.

Le bruit si caractéristique qui se produit à chaque inspiration est continuel, aussi bien la nuit que le jour. Le stridor offre
cependant des variations d'intensité, il s'exagère quand l'enfant pleure, quand il s'énerve et s'actionne.

Si l'on introduit le doigt dans la gorge de l'enfant, on fait
naître un bruit intense. Le son produit augmente chaque fois
que le bébé fait des inspirations forcées.

La toux et la voix présentent un timbre normal. La respiration, sauf son allure bruyante, est régulière. Le thorax se dilate
sans tirage, sous ou sus-sternal. La face est reposée sans
teinte cyanotique, sans inquiétude, sans palpitation des ailes
du nez. L'enfant n'a pas non plus la pâleur caractéristique des
anoxhémies lentes.

L'allaitement au sein se fait sans difficulté, le bébé tette
sans fatigue, les prises sont de durée normale, sans que le
sein soit abandonné, comme chaque fois qu'il y a une gêne respiratoire. L'enfant n'a pas de coryza, il dort la bouche fermée et

tette sans reprises, il n'a pas de grosses amygdales, il n'a donc pas d'obstruction nasale.

Voici le résultat de l'examen laryngoscopique.

Rien dans le pharynx, ni végétations, ni grosses amygdales. Tout le vestibule laryngé est un peu rouge, ce qui est dû à la congestion active causée par les cris de l'enfant. La région postérieure inter-aryténoïdienne est normale, les replis aryténo-épiglottiques ne sont pas rapprochés dans les deux tiers postérieurs. Les cordes vocales sont mobiles, l'ouverture glottique est normale. L'épiglotte offre un aspect tout à fait caractéristique, elle est enroulée et les deux bords latéraux se touchent ; elle forme comme un bec de flûte, comme une anche vibrante qui domine le larynx. Du fait de cet enroulement, les replis aryténo-épiglottiques sont rapprochés dans leur tiers antérieur.

Il existait là, mais dans des proportions moindres et seulement dans la région antérieure du larynx, une malformation analogue à celle rencontrée par Lees, Sutherland et le Dr Variot.

Nous étions autorisé à attribuer le stridor aux vibrations de cette anche résonnant avec le tiers antérieur des ligaments aryténo-épiglottiques, sous la poussée de l'air à chaque inspiration.

Après avoir consolé la mère sur l'avenir de l'enfant puisque nous savons que la guérison est la règle vers la deuxième année, il fut prescrit des inhalations d'eucalyptus et des bains tièdes.

Le malade est présenté régulièrement dans le service du Dr Variot. Vers le cinquième mois, le stridor commence à diminuer, il disparaît parfois pendant le sommeil et ce qui prouve sa constance antérieure, c'est que la mère a si bien pris l'habitude d'être bercée la nuit par ce bruit régulier qu'elle s'est réveillée inquiète au début de la disparition. Quand l'enfant pleure, quand il crie, quand on sollicite des inspirations forcées en chatouillant le fond de la gorge, il reparaît. Il se produit encore spontanément dans la journée.

Le petit malade est revu à huit mois. Le stridor a disparu, il reparaît peut-être un peu, mais bien faiblement, quand on provoque une colère de l'enfant. L'état général est parfait, le poids est de 12 livres. Pas de béance buccale ; teint reposé, respiration calme et régulière. Le toucher du rhino-pharynx est pratiqué avec le petit doigt, pas de végétations.

En présence de cette guérison, l'examen du larynx offrait un intérêt considérable, car il permettait de confirmer ou d'infirmer d'une façon péremptoire le diagnostic étiologique porté qui attribuait à la malformation de l'épiglotte et du tiers antérieur du larynx la genèse du stridor. Cet examen fut pratiqué le 4 octobre.

La glotte est normale, l'épiglotte est déroulée, les bords extrêmes ne sont plus rapprochés, les ligaments aryténo-épiglottiques sont en situation régulière. C'est un larynx normal, à cela près que l'épiglotte est encore peut-être un peu moins étalée que dans certains larynx.

Cette observation se passe de commentaires.

Nous constatons du stridor. nous l'attribuons à une malformation constatée du larynx, le stridor, disparaît avec le retour à l'état normal de l'épiglotte.

La disparition relativement précoce du bruit sus-glottique à huit mois au lieu de dix-huit mois ou deux ans, s'explique facilement par l'importance moindre de la malformation et la systématisation à l'épiglotte.

OBSERVATION VI

(Prise dans la *Thèse de Mathieu*, Nancy, 1903. Observation due
au professeur Haushalter.)

Stridor laryngé congénital avec autopsie

Charles-Alix L... est né le 10 janvier 1902, son père âgé de
trente deux ans est bien portant ; il en est de même de sa mère
âgée de trente ans. Aucun d'eux ne présente d'antécédents héréditaires à noter. Ils ont eu un premier enfant mort de bronchite à l'âge d'un mois, un an avant la naissance du petit
malade.

Il n'y a pas eu d'incidents pendant la grossesse. L'enfant est
né à terme , il était bien constitué et même plus gros que normalement. Il est allaité au sein de sa mère. Deux jours après, le
12 janvier, l'enfant « a du mal de respirer » un médecin appelé
diagnostique bronchite.

La dyspnée ayant augmenté, le 15, la mère amène le bébé à
la clinique des enfants de M. Haushalter, pour l'y laisser. On
ne constate rien d'anormal et comme l'enfant est nourri au sein
on conseille à la mère de le ramener et de le garder chez elle.

16 janvier. — La mère l'apporte de nouveau à la consultation,
« parce qu'il a de petites convulsions ». Et en effet on constate
de petits mouvements convulsifs dans les muscles de la face et
des globes oculaires. On remarque de plus que chaque inspiration est accompagnée d'un bruit laryngé à timbre aigu ; la
mère prétend que ce bruit n'existe d'une façon intermittente que
depuis peu de jours.

Croyant à des spasmes de la glotte, on prescrit le calme, des
bains tièdes, des enveloppements chauds du cou.

17 janvier. — La mère ramène le poupon ; le bruit laryngé a été très intense durant la nuit ; on ne constate rien d'anormal à l'auscultation.

31 janvier. — La mère préoccupée du bruit laryngé persistant, prie que l'on prenne l'enfant à l'hôpital pour l'observer.

Charles L... demeure à la clinique jusqu'au 2 février : le bruit laryngé persiste continuel, même pendant le sommeil, s'exaspère quand l'enfant se meut où se fâche. C'est un bruit inspiratoire, analogue à un râclement, un ronflement à timbre assez élevé, s'entendant à distance au travers même de la porte de la salle où est couché l'enfant.

A ce moment, procédant par exclusion, éliminant le spasme de la glotte, l'hypertrophie du thymus, la compression du larynx, M. Haushalter diagnostique le stridor laryngé dû à une malformation du larynx.

L'enfant est rendu à sa mère qui n'a pas cessé de l'allaiter au moins partiellement.

En avril de la même année, l'enfant est revu à plusieurs reprises soit pour diarrhée, soit pour bronchite légère. L'état général est assez bon. Le bruit laryngé existe toujours ; moins accentué, d'après le dire de la mère, mais ne cessant jamais.

25 août. — Le bébé rentre à la clinique infantile, parce qu'il tousse ; on note à ce moment l'existence d'une bronchite fine. La température est de 38°6 le soir.

Le bruit laryngé persiste le même. L'état général est bon.

26 août. — Chute de la fièvre ; mêmes signes sthétoscopiques. L'enfant tette bien.

27 août. — Le matin 39°6, dans la soirée 40°6. Convulsions généralisées. Mort.

Le traitement avait été celui des infections broncho-pulmo-naires.

Autopsie. — Congestion des deux bases des poumons ; du pus dans les petites bronches. A la partie postérieure du lobe inférieur gauche existe un foyer de broncho-pneumonie gros comme une noix.

Il n'y a rien de spécial à noter concernant le cœur, ni tout l'appareil digestif.

Le cerveau en dehors d'un état congestif habituel dans les convulsions, n'offre rien d'anormal.

Du côté de l'arbre aérien, on ne trouve rien de particulier. Aucune compression n'est exercée par le thymus ou le corps thyroïde, normalement développés.

Le vestibule du larynx attire spécialement l'attention.

Au lieu de présenter un orifice glottique arrondi, bordé en avant par l'épiglotte, il offre un orifice ovalaire réduit, surmonté d'une sorte de cheminée ouverte en haut et formée par l'épiglotte.

Cette dernière en effet, au lieu d'être étalée et de présenter ses courbures normales (concave de haut en bas et convexe de droite à gauche par rapport à sa face antérieure) est enroulée sur elle-même dans le sens de sa largeur en sorte que ses bords latéraux sont en contact l'un de l'autre dans toute leur lon-gueur.

Les replis aryténo-épiglottiques ont subi le même rapproche-ment, séparés seulement l'un de l'autre par une fente virtuelle.

Le bord supérieur libre de l'épiglotte forme un orifice arrondi très petit de 2 mm. 5 de diamètre surmontant la gouttière.

L'épiglotte ne semble pas allongée, au contraire, comparai-son faite d'un larynx d'enfant du même âge (huit mois) elle nous apparaît légèrement plus courte, mesurant 8 millimètres de longueur.

Son cartilage a la consistance habituelle, les bords sont cependant un peu amincis ; la muqueuse est d'aspect normal.

Du côté des cartillages aryténoïdes, on remarque que ceux-ci sont rapprochés ; l'incisure inter-aryténoïdienne est effacée et les tubercules de Morgagni et de Santorini sont très peu marqués.

L'orifice glottique ainsi réduit mesure transversalement 3 mm. 5 et longitudinalement 6 millimètres.

Le reste du larynx est de conformation et de taille normales. Les cartilages cricoïde et thyroïde ne présentent aucune anomalie. Les cordes vocales sont intactes.

En résumé, nous sommes en présence d'un rétrécissement vestibulaire causé en avant et en haut par le rapprochement des bords latéraux de l'épiglotte et des replis aryténo-épiglottiques en bas et en arrière par la jonction des cartilages aryténoïdes et la disparition de la fente interaryténoïdienne.

Ce rétrécissement nous explique les troubles respiratoires présentés par l'enfant ; quant au cornage, il nous paraît avoir été produit par cette épiglotte formant tuyau sonore au-dessus de la glotte.

OBSERVATION VII

(Von Bokay. — *Arch. de méd. des enfants*, juin 1909.)

D..., nourrisson, âgé de six semaines, est apporté le 18 novembre 1907, à la polyclinique de l'hôpital, parce que, *depuis sa naissance*, il respire difficilement. Pendant le sommeil, la respiration est notablement plus facile, tandis qu'elle devient plus difficile et *quelquefois bruyante* lorsque l'enfant est éveillé. Quand il pleure la difficulté de la respiration va quelquefois jusqu'à l'asphyxie. *La mère nous déclare que ses deux premiers enfants sont morts par suite de spasme de la glotte.*

Le nourrisson est en bon état de développement. La circonférence de la tête et la grande fontanelle sont normales. Le long de la suture lambdoïde, on constate l'existence de craniotabes moyennement développé. La poitrine ne présente pas de déformation. La respiration est *modérément* gênée, et l'on reconnaît le type de sténose des voies aériennes supérieures, avec tirage sus-sternal bien marqué. Le nombre de respirations est de 40 à la minute. La voix est claire. Lorsque la gêne respiratoire augmente, la respiration devient *bruyante et s'accompagne d'un bruit ronflant spécial.* Il n'y a rien à noter à l'examen physique. La percussion ne décèle pas de matité, qui aurait indiqué une augmentation de volume du thymus. L'examen de la gorge est négatif. La laryngoscopie ne réussit pas. Au toucher, l'épiglotte est difficile à délimiter ; on a l'*impression que l'épiglotte est enroulée suivant son axe longitudinal et qu'il serait difficile de lui faire reprendre sa position normale.*

L'état général de l'enfant n'est presque pas altéré, malgré la gêne de la respiration. L'enfant tette bien et longtemps. On n'a pas essayé de faire l'intubation. On donne à l'intérieur de l'huile phosphorée.

Lorsque je revis le nourrisson, le 4 février 1908, il était dans un état éclamptique qui se prolongeait déjà, me dit-on, depuis plusieurs jours ; il y avait de la fièvre. La température, prise l'après-midi, pendant qu'on me présentait l'enfant, était de 38 degrés. La fontanelle était très tendue ; on décide de faire une ponction lombaire et on retire 15 centimètres cubes d'un liquide clair comme de l'eau et qui était sorti *sous forte pression*. La gêne de la respiration est *minime.* La respiration n'est qu' *un peu bruyante.*

Le jour suivant, l'état devient plus mauvais, malgré une nouvelle ponction (20 cmc.). Graduellement, l'éclampsie devient presque continue et la fièvre devient de plus en plus forte.

8 février. — On me présente l'enfant en état de profond collapsus, et la température du soir atteignit 42 degrés. La mort semblait imminente, lorsqu'on admit le nourrisson à l'hôpital d'urgence. La mort eut lieu au bout de quelques heures.

Résultats de l'autopsie (Dr Preisich, docent). — Il y a une notable hyperémie du cerveau et des méninges ; l'épendyme est peu élargi, avec de grosses granulations. Les ventricules cérébraux sont fortement dilatés et remplis de liquide céphalo-rachidien pur. Dans les deux poumons, on trouve quelques foyers à atélectasie. Au niveau de la plèvre et de la rate, il existe des suffusions sanguines.

L'ouverture supérieure de la gorge est étroite, de forme rhomboïde. Les côtés supérieurs de cette figure géométrique sont formés par les bords de l'épiglotte enroulée longitudinalement, et les bords se touchent dans leur portion supérieure. Les côtés inférieurs de l'espace rhomboïde sont formés par le ligament ary-épiglottique. A ce niveau, l'ouverture rhomboïde forme, à l'endroit de l'angle externe, un angle obtus ouvert en arrière. La longueur de l'ouverture du larynx a 7 millimètres, le plus grand diamètre a 3 millimètres. Le thymus a un volume normal.

OBSERVATION VIII (Résumée)

Koplik. —Communication faite devant la XVII° séance annuelle
de la *Société américaine de Pédiátrie*, 19 juin 1905.)

Enfant âgé d'un an. Aucun antécédent héréditaire, grossesse
et accouchement normaux. Bronchite à six mois.

Depuis l'âge de trois semaines les parents ont remarqué que
la respiration était bruyante, accompagnée d'un bruit de coassement. A l'âge de cinq mois cet état devint plus marqué et
continua jusqu'à l'époque de la maladie actuelle.

Etat actuel. — A l'admission l'enfant semblait être bien
nourri ; pas de dents, signes de léger rachitisme. Il fait entendre
un *bruit inspiratoire et expiratoire*, intense, bruyant, de coassement ou de scie, autrement l'enfant ne souffre pas de cyanose ni de symptômes de sténose laryngée. Il y a peu de rétraction de la fossette sus-sternale, quoiqu'il y ait une grande
rétraction èpigastrique. La respiration bruyante et coassante,
est le caractère proéminent de ce cas, elle peut s'entendre à travers la chambre. Il y a de la sudamina sur le corps. Rien dans
la gorge, mais toute tentative d'examen est suivie toujours d'un
arrêt de la respiration et d'un coassement inspiratoire assez fort
ressemblant à celui de la laryngite striduleuse.

L'examen des poumons permet de constater une broncho-
pneumonie.

Diagnostic. — Stridor laryngé congénital. Broncho-pneumonie aiguë.

L'enfant meurt vingt-quatre heures après son admission
à l'hôpital.

Autopsie. — Poumons : broncho-pneumonie disséminée.

Thymus gros, il pèse 25 grammes. Larynx : l'épiglotte était recourbée en arrière et s'étendait au-dessus de l'ouverture supérieure du larynx. Les bords latéraux de l'épiglotte étaient presque en contact, il existe entre eux une fente dont la largeur varie d'un 1/2 millimètre à 1 mm. 1/2. Les replis ary-épiglottiques étaient presque en contact, ils sont minces et membraneux. Le larynx fut fendu et ne présentait rien de pathologique.

Pendant la vie une percussion soigneuse *ne montra pas de matité thymique.*

OBSERVATION IX (Résumée)

(E. Smith. — *Lancet*, 1898.)

Enfant âgé d'un mois qui fut admis pour stridor laryngé. On rapportait que la respiration avait été bruyante depuis la naissance et qu'à certains moments le coassement était si bruyant et la respiration si difficile que l'on craignait pour sa vie. L'enfant est vigoureux et ne semble pas être troublé par ce coassement inspiratoire qui pouvait s'entendre depuis son berceau jusqu'à la moitié d'une longue galerie, à certains moments, surtout après un repas et pendant la nuit la respiration devenait excessivement forte et stridente, dans ces moments la paroi de la poitrine se déprimait profondément, la figure devenait livide, et l'enfant témoignait d'une grande souffrance par le manque d'air. Après une durée de vingt minutes à une heure, la dyspnée diminuait progressivement et l'enfant revenait à son état ordinaire coassant bruyamment à chaque mouvement de la respiration, mais ne témoignant d'aucun malaise. Le stridor était plus fort dans l'inspiration et moins fort quoique distinct dans l'expiration. Il ne cessait jamais, même pendant le sommeil. Les cris et la toux sont clairs et naturels.

Pendant les attaques suffocantes les phénomènes asphyxiques étaient si grands que l'on crut nécessaire d'avoir des instruments toujours prêts pour pratiquer la trachéotomie.

L'examen de la gorge fit découvrir un certain nombre de végétations adénoïdes de petite taille dans les naso-pharynx. A ce moment on ne fit aucune tentative pour les enlever, on institua un traitement médical qui sembla améliorer les troubles que présentait l'enfant.

Il quitte l'hôpital.

Deux mois plus tard l'enfant fut ramené par suite d'une attaque suffocante de sévérité exceptionnelle. L'enfant avait maintenant trois mois, mais son état général était moins satisfaisant qu'auparavant. Il respirait toujours aussi bruyamment.

Comme aucune amélioration ne se produisait, les végétations adénoïdes furent curettées, l'enfant étant endormi par le chloroforme. On remarqua que pendant la durée de l'anesthésie le coassement cessa et la respiration fut parfaitement calme et naturelle. Quelques jours après l'opération, la gorge fut examinée par le Dr Mac Ilraith qui constata que l'épiglotte était repliée brusquement sur elle-même de manière à amener les deux moitiés de sa face postérieure en contact presque complet. Pendant l'examen on remarqua que les replis ary-épiglottiques étaient tendus, ils paraissaient amincis et raccourcis, ils s'approchaient des cartilages aryténoïdes et rendaient plus étroite l'ouverture supérieure du larynx. Les cordes vocales avaient une apparence normale. Le malade se remit rapidement de l'opération, sept jours plus tard le stridor et le tirage avaient diminué d'une manière très notable et aucune attaque de suffocation ne s'était produite depuis l'opération. Quatorze jours après l'opération, le stridor avait cessé complètement pendant la respiration ordinaire, il ne se montrait que dans les inspirations profondes ou quand le petit malade pleurait. Seize jours plus tard (après l'opération) l'enfant fut renvoyé comme guéri.

Plusieurs mois après il fut ramené à l'hôpital pour être traité d'un nœvus ; on constata que la respiration était calme et naturelle.

OBSERVATION X

(Moure. — *Soc. de médecine de Bordeaux*, 18, mars 1898.)

M. Moure présente un nourrisson de quatre mois qui est atteint d'un bruit permanent simulant le coassement de la gre_ nouille. Ce bruit de timbre à la fois grave et aigu, est constant et ne disparaît pas pendant le sommeil ; il est un peu exagéré lorsque l'enfant tette ou qu'on lui ferme la bouche. A l'examen de la gorge on ne constate rien d'anormal, mais il existe probablement des végétations adénoïdes qui seront enlevées plus tard.

L'enfant fut présenté de nouveau à la Société le 25 mars ; le bruit a diminué immédiatement après une opération qu'on lui a faite.

24 juin. — L'enfant est encore présenté à la Société; on peu constater qu'il est très amélioré.

OBSERVATION XI

(Prise dans la *Thèse de Boulard*, Paris, 1904.)

Henri D..., trois mois et demi, est porté par sa mère, de Villeneuve-d'Arnon, près Bordeaux, à la consultation de M. le professeur Moussous, le 2 juillet 1903.

C'est un bel enfant, nourri au sein, offrant un excellent état général, dormant bien, tétant parfaitement, mais qui depuis le premier jour de sa naissance présente du stridor. *A chaque instant de la journée principalement, il profère de petits gloussements de poule qui augmentent dans les tétées, et diminuent dans le sommeil.* Quand on le pince, quand il crie, quand il pleure, le stridor s'accentue.

Il n'y avait pas de modifications depuis la naissance, ni en mieux, ni en pis : c'est un état stationnaire.

Nous essayons de l'examiner à l'autoscope de Kirstein, sans autre résultat que de provoquer un plus violent stridor.

Une nouvelle séance d'examen, faite le 6 juillet, par M. le D^r. Moure, permit de constater :

1o *Que l'épiglotte n'était pas anormalement enroulée sur ses bords ;*

2o *Qu'il y avait des végétations adénoïdes dans le pharynx.*

L'opération pratiquée dans le courant de la semaine par Moure lui permit effectivement de retirer de la cavité pharyngienne, une masse adénoïdienne volumineuse, de la grosseur d'une noisette environ.

Ni la mère ni l'enfant ne sont revenus depuis à la consultation

OBSERVATION XII

(Prise dans la *Thèse de Boulard*, Paris, 1904.)

Marcel D..., âgé de cinq mois.

Père vingt neuf ans, atteint de bronchite chronique? Mère bien portante, mais a eu une bronchite pendant sa dernière grossesse.

Deux enfants : une fille de dix-neuf mois bien portante, et le petit malade actuel.

Il est né à terme, élevé au sein ; première dent à quatre mois.

Il y a cinq semaines, vers le 26 avril 1903, l'enfant a eu une légère bronchite, il toussait surtout la nuit. A partir de ce moment, la mère a remarqué que l'enfant ne présentait plus de sécrétion nasale ; en même temps il faisait entendre en respirant une sorte de ronflement, de coassement continu ; celui-ci était très augmenté par les cris, par les excitations extérieures, les tétées. Celles-ci ne se font plus aussi facilement qu'auparavant, et l'enfant s'arrête plusieurs fois pour respirer.

2 juin. — L'enfant est amené à la consultation du Dʳ Comby : on constate nettement la production pendant les mouvements respiratoires et surtout dans *l'inspiration d'un bruit stridoreux, d'une sorte de coassement*. La voix n'est pas modifiée et nullement couverte.

L'examen de la gorge à l'abaisse-langue et au toucher digital ne montre rien de particulier. Pourtant, il existe de la rhinite et de la rhino-pharyngite.

L'auscultation ne décèle que quelques légers râles de bronchite.

Il n'y a pas de dyspnée, pas de tirage.

4 juin. — L'enfant est ramené dans le service ; on constate que le stridor est moins marqué quand l'enfant est tranquille; pendant le sommeil on n'entend qu'un très léger bruit. Mais après l'agitation du petit malade, après les cris, le bruit respiratoire reparaît aussi intense que la première fois. M. le Dr Comby pense à un stridor d'origine rhino-pharyngée et traite cette rhino-pharyngite par l'introduction dans les narines deux fois par jour de quelques gouttes d'une solution résorcinée et dans l'intervalle par de la vaseline à l'acide borique.

18 juin. — Le stridor a notablement diminué, mais persiste encore, il y a quelques râles de bronchite.

24 juin. — Le stridor a totalement disparu. Il n'y a plus de rhinite, la sécrétion nasale est normale ; l'enfant peut téter facilement sans s'interrompre pour respirer. Il a d'ailleurs un mauvais état général auquel n'est peut-être pas étrangère la cohabition avec un père vraisemblablement tuberculeux.

OBSERVATION XIII

(VARRIOT et P. ROGER. — *Société de Pédiatrie*, 21 mai 1907)

J'ai l'honneur de présenter à la Société, au nom de M. Variot et au mien, un enfant de seize mois qui a été atteint d'un spasme glottique d'origine nasale simulant le stridor laryngé et ayant cédé rapidement à l'ablation des végétations adénoïdes.

Né à terme, élevé au sein par sa mère jusqu'à l'âge de six mois, l'enfant n'a rien présenté d'anormal pendant les cinq premiers mois. A cette époque, il commence à faire, en respirant, un bruit spécial, sorte de hoquet, de gloussement qui augmenta peu à peu d'intensité et devint tel que la mère n'osait plus sortir, tant l'attention était attirée par ce bruit insolite. Celui-ci nettement intermittent, n'était influencé ni par les cris, ni par la toux, ni par les changements de température.

Biberon depuis l'âge de six mois: première dent à onze mois.

Vers un an, la respiration nasale, très libre jusqu'alors, devint assez pénible. L'enfant a, sans cesse, la bouche ouverte : il prend le biberon avec difficulté, lâchant la tétine pour respirer.

En outre, la mère s'inquiète de ce que les membres de son enfant sont raides et qu'il ne peut se servir de ses mains.

Nous croyons, au premier abord, nous trouver en présence d'un stridor laryngé : car, comme l'a décrit Thomson d'Edimbourg, *l'inspiration commençait par une sorte de grognement et se terminait par un bruit musical d'une tonalité aiguë. L'expiration était silencieuse.*

Il n'y avait pas lieu de penser que ce bruit était causé par l'obstruction nasale, car *il ne cessait pas quand on fermait les narines.*

L'enfant est très en retard sur les nourrissons de son âge : il n'a que 6 dents à seize mois, ne marche pas encore et ne pèse que 6 kgr. 300. Taille ; 66 centimètres.

On note, de plus, une certaine raideur des membres supérieurs et inférieurs, les réflexes rotuliens sont exagérés, le signe de Babinski est des plus nets.

On pouvait se demander si ce syndrome de Little n'avait pas une influence sur ce spasme glottique.

Les végétations adénoïdes nous paraissant assez volumineuses, nous commençâmes par en faire débarrasser l'enfant.

La respiration nasale reprit son aisance après l'opération, l'alimentation put se refaire dans des conditions normales, et, fait capital, *le stridor disparut huit jours après l'ablation des végétations pharyngées.*

Trois semaines après cette intervention, des troubles respiratoires se manifestaient de nouveau avec gêne des tétées, et à trois reprises différentes, la mère entendit le bruit de stridor se reproduire nettement.

On fit passer une seconde fois la pince coupante dans le pharinx de l'enfant, et actuellement tout bruit anormal a disparu.

OBSERVATION XIV

(ASHBY. — *Britisch medical journal*, 1906, t. II, p. 1485.)

Petite fille examinée à l'âge de trois semaines. Elle présente un stridor du type commun et un méningocèle occipital. Le stridor existait depuis la naissance, à l'âge de cinq semaines on l'admet à l'hôpital ; l'enfant prend bien le sein, elle coasse régulièrement, elle a été conduite à l'hôpital parce que son stridor s'exagérait. Il s'agit nettement d'une sténose qui varie par moments mais qui augmente d'intensité lorsqu'on examine la petite malade. Pendant la nuit lorsqu'elle dort le stridor augmente ; par moments il se produit des arrêts de la respiration avec cyanose : une nuit on est obligé de faire la trachéotomie ; l'enfant meurt plus tard à l'âge de neuf semaines.

Autopsie. — Pas d'adénoïdes, pas d'augmentation du volume du thymus, broncho-pneumonie double, le larynx, l'épiglotte, les cordes vocales sont normales et ne diffèrent en rien du larynx, d'un enfant du même âge. Le méningocèle avait le volume d'une mandarine.

D'après Ashby il s'agirait d'une névrose produisant une

sorte d'incoordination qui avait pour effet d'ouvrir insuffisamment l'orifice glottique.

OBSERVATION XV

(C. Stamm. — *Münch. med. Wochens.*, n° 38, 1898.)

Il s'agit d'un enfant âgé de cinq semaines, robuste, sans le moindre signe de rachitisme, se nourrissant bien et dont les parents ne présentent aucune tare nerveuse.

Le seul trouble qu'il présente est localisé à l'appareil respiratoire. Chaque inspiration, notamment, est accompagnée *d'un bruit particulier qui ressemble au chant du coq.*

L'expiration est libre. La fréquence respiratoire est de 30 par minute, pouls régulier et de force normale. Rien du côté du cœur.

Léger emphysème des poumons. On observe à chaque inspiration une dépression du creux épisternal et des parties latérales et inférieures du thorax. La cyanose est très légère, la voix claire, et lorsque l'enfant crie, la dyspnée diminue. L'examen du pharynx et du larynx ne révèle rien d'anormal. Il existe une légère matité prononcée au niveau du tiers supérieur du sternum ; ceci peut avoir pour cause une hypertrophie du thymus, mais ni la compression exercée en ce point ni les changements de position imprimés à la tête ne modifièrent en rien la respiration.

Il n'existe pas de phénomènes de stase dans le domaine des vaisseaux sanguins et lymphatiques du cou. Le spasme persiste dans la sommeil et pendant que l'enfant tette. On ne trouve aucun de ces phénomènes qui caractérisent la tétanie chez les enfants. On prescrit de l'huile de foie de morue phosphorée. Au bout de six semaines, l'enfant était complètement guéri.

L'apparition précoce des troubles respiratoires, l'absence de rachitisme, de convulsions, le degré très léger de cyanose, la persistance du spasme pendant le sommeil, son atténuation pendant les cris de l'enfant ; distinguent cette variété de spasme de celle qui est connue généralement sous le nom de laryngo-spasme et lui méritent une dénomination à part, celle de congénitale.

En ce qui concerne l'étiologie de cette affection, comme on ne peut constater avec certitude l'existence d'une hypertrophie thymique, l'auteur admet qu'il s'agit là d'un trouble fonctionnel central, d'une certaine altération congénitale, d'un arrêt de développement des centres de coordination des mouvements respiratoires, en particulier dans la région du calamus scriptorius.

OBSERVATION XVI

(HERZFELD. — *Soc. de Méd interne de Berlin*, 22 nov. 1897.)

L'auteur présente un enfant de cinq mois atteint de stridor laryngé congénital. Rien à relever chez ses parents ni chez ses petits frères, léger craniotabes. Le stridor était prononcé à l'inspiration, il y avait en même temps une forte dépression sus-sternale ; le bruit et la dépression ne sont pas augmentés lorsque l'enfant crie ou boit, pendant le sommeil le stridor ressemble à un ronflement. L'auteur a réussi à examiner l'épiglotte et les replis ary-épiglottiques qui ne présentent aucune anomalie, mais il n'a pas pu examiner les mouvements de cordes vocales. Comme il n'a pas trouvé de cause mécanique, il admet un trouble central ou un trouble nerveux fonctionnel produit par un développement défectueux des centres nerveux corticaux.

OBSERVATION XVII

(Purrucker. — *Münch. med. Woch.*, 1899, p. 943. *Medic. Gesellsch. Magdebourg*, 18 mai 1890. Trad. de M. Veau.)

Enfant, deux ans et trois mois, quatorze jours après la naissance on remarque que la respiration devenait très bruyante, par accès, et ce bruit respiratoire a augmenté d'intensité depuis, aboutissant finalement à une véritable dyspnée, si forte parfois que les parents redoutaient une suffocation subite. En même temps l'enfant se développait normalement.

Pas d'engorgement ganglionnaire ni de rachitisme.

Au repos l'enfant respirait doucement et n'était pas cyanosé, mais très nettement on remarquait du tirage. *Le bruit respiratoire était plus fort quand il était couché ou assis.* A la suite d'une émotion survint une augmentation d'intensité du bruit dans la respiration avec dyspnée et cyanose, tirage au niveau des flancs, égal des deux côtés, fort tirage sus-sternal.

On ne sent rien dans la fosse sus-sternale.

A l'auscultation on constate un fort bruit de sténose égal des deux côtés, *il y avait donc un tableau typique se rapportant à un stridor inspiratoire du nourrisson.* Cela répondrait à un laryngo-spasme venant à la suite du rachitisme. Mais ici les symptômes étaient moins brusques que d'ordinaire.

Opération. — Incision longitudinale.

Dans l'angle inférieur paraît comme un dôme une tumeur

grosse comme un haricot et d'un bleu éclatant. La libération
de la glande ne présenta aucune difficulté opératoire.

Le bruit de sténose disparut complètement. *Mais seulement
quand le thymus fut attiré en entier devant le sternum.*

Si on le laissait retourner en arrière, le bruit recommençait, il
en était de même quand on tirait un peu fort sur le pédicule.
Ce dernier était très grêle et ne semblait pas en état d'assurer
la nutrition de la glande, ligature, ablation totale. Sa longueur
est de 8 centimètres, sa largeur de 4 centimètres, son épaisseur
de 1 cm. 1/2.

OBSERVATION XVIII

(HINRICHS. — *Berliner klin. Woch.*, 27 avril 1908, p. 825.
Trad. de M. Veau.)

Fille de dix mois qui entre en décembre 1906 pour un angiome parotidien inextirpable.

La mère dit que son enfant était normal à la naissance et pesait 2 kgr. 500, mais elle s'était aperçue de la croissance lente
de l'enfant, il buvait très lentement, il fallait quelquefois plus
d'une heure pour qu'il bût sa ration.

Peu à peu *la respiration prend un caractère stertoreux.*
L'ingestion des aliments devient de plus en plus difficile. L'enfant prenait bien le biberon, mais le lait était répandu en grande
partie. Dans les derniers jours l'enfant avait pris très peu, son
état devenait alarmant. Le D⁣r Alsberg fait le diagnostic d'hypertrophie thymique et reçoit l'enfant.

7 décembre. — L'enfant est faible, il pèse 6 livres. La matité du cœur est un peu plus développée à droite. Les souffles
et les bruits sont normaux. La respiration n'est pas régulière.
Il existe un stridor plus fort à l'inspiration, plus faible à l'ex-

piration, il est augmenté par les cris de l'enfant et à l'inspiration il y a du tirage cervical et épigastrique. Quand l'enfant a la tête renversée et à l'expiration seulement, on sent un peu à gauche de la fossette sus-sternale une tumeur languiforme. A la partie supérieure du manubrium on met en évidence une faible matité. Lorsque l'enfant crie, il est cyanosé, mais sa voix est claire.

Le laryngoscope ne peut être utilisé à cause de la difficulté respiratoire.

Pendant le sommeil le stridor inspiratoire est clair.

Quand l'enfant tette, on voit qu'il se donne beaucoup de peine, le lait est répandu en grande partie. La déglutition s'accompagne d'accélération de la respiration et d'augmentation du stridor.

L'enfant dépérit de plus en plus ; on décide l'opération ; l'indication principale était la dysphagie.

Opération sans anesthésie chloroformique. Incision verticale médiane commençant à 3 centimètres au-dessus et finissant à 2 centimètres au-dessous du bord sternal supérieur. Ecartement du sterno-mastoïdien. Incision du fascia profond du cou.

A l'expiration, la glande thymique hyperplasiée apparaît bien au-dessus du sternum pour disparaître à l'inspiration, derrière celui-ci. Lorsqu'on tire à soi la capsule on diminue peu le stridor. La capsule est déchirée et le thymus pris avec les pinces, mais il s'en va à l'inspiration à cause de la mollesse de son tissu.

On décolle le thymus des parois de sa loge avec une sonde cannelée et à la prochaine quinte de toux on découpe dans le tissu thymique rouge, jaune, gris, un morceau gros

comme deux amandes. Le morceau restait encore en con-
nexion avec le reste de la glande et il aurait été facile
d'en avoir un morceau plus gros et peut-être la glande toute
entière.

Mais comme à l'ablation du morceau précédent avait fait
suite une respiration régulière, le reste de la glande est laissé
en place, ce morceau aussi gros que possible de tissu thymique
était nécessaire au développement ultérieur de l'enfant.

L'hémorragie du tissu thymique est insignifiante. Mèche de
gaze stérilisée dans la capsule thymique.

Suture de la peau. Pansement.

Dès la fin de l'opération l'enfant respire régulièrement et
prend le biberon sans aucune espèce de troubles de la déglutition.

Le morceau de thymus extirpé pèse 6 grammes ; l'examen
hystologique montre un tissu thymique avec de nombreux corpuscules de Hassal. Les vaisseaux sont augmentés de nombre
et gorgés de sang.

Cinq jours après. — Pansement. Ablation de la gaze.
Aucun stridor, l'enfant boit sans troubles.

Treize jours après, augmentation de poids de 300 grammes.

Quatre mois après l'enfant est en excellent état, pas de rachitisme.

OBSERVATION XIX

(Rehn. — *Arch. f. klin. chir.*, 1906, p. 468.
Trad. de M. Veau.)

Depuis sa naissance, l'enfant âgé de quatre mois souffre d'une dyspnée qui devient extrême à chaque mouvement, à tel point que l'enfant devient bleu et « s'en va ».

Pas d'antécédents héréditaires ni collatéraux.

L'enfant paraît bien nourri, bien portant. Les bruits respiratoires sont pleins. La matité cardiaque n'est pas élargie, les bruits sont normaux. Le cou est court, l'enfant tient la tête renversée en arrière. Le facies est rosé pendant le repos. *A l'inspiration on entend un léger bruit,* la fosse sus-sternale se déprime. La voix est claire. Quand l'enfant crie il se cyanose vite, la respiration est pénible, surtout l'inspiration. Elle dure longtemps, s'accompagne d'un bruit prolongé. La base du thorax se déprime, les veines du cou se gonflent, la région sus-sternale forme une fosse profonde.

L'expiration n'est pas gênée, elle suit l'inspiration rapidement et à la façon d'une secousse. La région sus-sternale est soulevée à ce moment par une tumeur molle et qui disparaît à l'inspiration derrière le manubrium.

Quand les cris se prolongent, la dyspnée prend un caractère singulier. L'expression du visage devient anxieuse. La peau devient bleuâtre et se couvre de sueurs chaudes.

Opération. — Incision longitudinale cervicale étendue du thyroïde au sternum. Les lèvres sont écartées, incision du fascia cervical profond. On aperçoit alors la capsule thymique qui atteint jusqu'à l'isthme du corps thyroïde. A l'expiration il est recouvert par le thymus qui apparaît sous la forme d'un petit ballon. A l'inspiration cette masse est attirée avcc force dans le thorax.

Le fait d'attirer à soi la capsule diminue le stridor inspiratoire, mois ne le fait pas cesser complètement. Incision oblique de la capsule. On prend à l'aide de pinces le lobe blanc rou geâtre du thymus, celui qui proémine pendant l'expiration. Mais le tissu thymique est tellement mou que la partie saisie est déchirée pendant l'aspiration inspiratoire du thymus. Une particule du tissu thymique grosse comme une noix est isolée à la sonde mousse et cela sans aucune hémorragie. Le thymus restant ne dépasse plus le péricarde. On voit nettement les gros vaisseaux qui le flanquent de chaque côté. Aucune modification de la trachée.

La capsule du thymus est fixée à l'aide de trois fils de catgut aux fascia sus-sternaux. Une mèche de gaze iodoformée est placée derrière ce point ainsi fixé. Réunion à l'aide de deux fils de catgut du sterno-thyroïdien.

Sutures cutanées.

L'examen histologique fait par Albrecht révèle une hyperplasie du thymus. Les corpuscules de Hassal sont infiltrés de leucocytes.

Suites opératoires. — Dès le premier jour, le bruit inspiratoire a disparu quand la respiration est tranquille, et même quand l'enfant s'agite il n'y a plus de trace de dyspnée. Lorsqu'il crie il conserve son teint rosé et même une bronchite survenue à la fin de la première semaine disparut sans laisser de troubles respiratoires.

L'unique séquelle est un bruit inspiratoire très bref qui n'apparaît que lorsque l'enfant crie fort.

OBSERVATION XX

(Könıg. — *Cong. de Chirurgie allemand*, 1906,
Trad. de M. Veau.)

A la suite de la communication de Rehn au Congrès de Chirurgie allemand, Konig prit la parole pour rapporter brièvement une deuxième opération pratiquée par lui de thymectomie.

Il s'agissait d'un enfant de sept mois qui présentait depuis sa naissance des troubles graves de sténose, à tel point qu'on pouvait craindre pour sa vie. Il *existait un stridor inspiratoire et expiratoire*. On pouvait sentir au-dessus du sternum une tumeur convexe. *Il n'y avait rien au larynx.*

J'ai libéré la tumeur thymique, j'ai tiré au dehors le lobe gauche que j'ai réséqué en partie.

La dyspnée se reproduisit. Je fis la trachéotomie, mais la canule ne fut pas supportée dans une deuxième opération. Plus tard j'ai extirpé le reste entier du lobe gauche ; j'avais la preuve que le lobe droit du thymus était encore dans le thorax ; mais je ne pus l'avoir. Alors j'enlevai un morceau du sternum. J'ai creusé le bord supérieur parce que je m'étais dit : je dois faire un élargissement au point où la compression peut se produire, de sorte qu'on puisse introduire facilement le doigt et si le thymus devient alors plus gros il aura de la place pour se développer.

Amélioration : pas d'autres complications.

OBSERVATION XXI

(Rehn, *in* Siegel, *Berlin, Klin. Woch.*, 1896,
p. 889. Trad. de M. Veau.)

H. S..., deux ans et demi, entre le 27 février 1896. Pas d'antécédents. Depuis la naissance a été bien portant. Il y a quatre ou cinq semaines l'enfant commence à avoir de la dyspnée et tousse. On le traita en vain par des cataplasmes, des poudres, des médicaments, la dyspnée persistait. Des accès brusques se produisaient fréquemment le jour et la nuit. L'enfant devenait bleu, s'agitait anxieusement, cherchait de l'air jusqu'au moment où il pouvait faire une ou plusieurs aspirations profondes, puis il reprenait un peu ; la teinte bleue disparaissait, la respiration devenait normale. Les parents conduisirent l'enfant au professeur Schmidt qui fit le diagnostic de laryngite striduleuse et l'envoya à la clinique à cause du danger de suffocation.

Aussitôt après l'admission, on fit la trachéotomie à cause de la dyspnée profonde. L'examen du pharynx avait été négatif.

La trachéotomie ne l'améliora pas. La respiration resta irrégulière, forcée, l'aspect du malade était livide et anxieux. Toutes les recherches pour enlever des membranes furent vaines. Par la canule il y eut seulement émission d'une petite quantité de mucosité.

A partir de ce moment survinrent des élévations de température jusqu'à 40 degrés. Le pouls devint très petit et très fréquent. On prescrivit toutes les deux heures une demi seringue d'huile camphrée. La cause en était une forte bronchite avec râles bruyants et expectoration très faible.

La bronchite s'amenda, la dyspnée diminua, l'enfant reprit. Pas de bacille diphtérique dans les expectorations qui ne renfermaient que de la fibrine et beaucoup de lymphocytes.

L'ancien tableau clinique de dyspnée par sténose respiratoire se reproduisit. *On introduisit une canule atteignant la bifurcation trachéale, l'enfant respira alors d'une façon calme,* et reprit dans les quatre semaines suivantes. *Si on enlevait la canule la dyspnée se reproduisait ;* une expectoration sanglante et une bronchite forcèrent à remplacer la canule par une autre plus courte. Mais alors l'enfant présenta des accès de suffocation fréquents et courts, il devenait blême, angoissé, agite il respirait bruyamment, sautait sur son lit et menaçait de succomber à chacun de ces accès.

On supposa qu'il s'agissait d'nne compression de la partie inférieure à la trachée ou des bronches par des ganglions médiastinaux. Un carcinone ou un sarcome. Rehn envisagea l'hypothèse d'une hypertrophie thymique. Comme l'enfant était menacé de suffocation, Rehn entreprit l'opération malgré le danger qui pouvait résulter de l'ouverture du médiastin et de l'infection par la plaie trachéale. Il existait une zone de matité à la partie supérieure du sternum.

Opération. — L'incision prolongeant l'incision de trachéotomie atteint le bord sternal sur lequel elle empiète. On sépare la peau et le fascia. Ligature d'une grosse veine oblique. Ouverture de l'espace médiastinal à sa partie supérieure et aussitôt on aperçoit à chaque expiration une partie du thymus grosse comme une noisette de couleur grise qui vient proéminer et s'affaisse à l'inspiration. La canule est enlevée. La respiration est calme. La glande thymique est saisie au niveau de son pôle supérieur avec des pinces, attirée au dehors aussi loin que possible et sans trop forte traction et fixée à l'aide de trois points de suture aux fascia sus-sternaux.

Suture de la peau. Pansement.

Après l'opération, la respiration demeure calme. Un peu de toux, température 37° 5.

Le lendemain : température 39°8.. Par la canule abondante expectoration. Râles de bronchite. On enlève la canule, La respiration est calme. Trois jours après, la température est, à 39° 4. L'enfant a l'air malheureux. Amélioration. La respiration est libre.

Treize jours après l'opération l'enfant a repris d'une façon extraordinaire, il est amical et joue avec les autres enfants. Les plaies se cicatrisent bien.

Un mois plus tard, le malade sort guéri, en excellente santé, il n'y a plus trace de dyspnée.

OBSERVATION XXII

(EHRHARDT, *Arch. f. klin. Chir.*, 1905, p. 599,
(trad. de M. Veau.)

Emma F..., de Königsberg, âgée de deux ans, entre à la clinique le 27 septembre. Elle est issue de parents bien portants. Pas d'antécédents personnels, à part quelques troubles de la déglutition. Aucun signe de rachitisme.

En juillet 1905 apparurent des troubles respiratoires qui augmentèrent malgré le traitement et aboutirent à une vraie dyspnée. *L'inspiration s'accompagne d'un violent stridor* et de tirage sus-sternal et épigastrique. De temps en temps le défaut d'air aboutit à de véritables accès de suffocation. Cet

accident se produit surtout la nuit, et se renouvelle en ces derniers temps plusieurs fois en vingt quatre heures.

Etat de la malade à son admission. — Enfant gracile, bien
nourrie dont le développement répond à l'âge. L'expression du
visage est anxieuse. La cyanose se manifeste par la coloration
bleuâtre des lèvres et l'expression livide de la face. La respiration s'accompagne même pendant le repos d'un violent *stridor inspiratoire* qui se montre surtout quand l'enfant se remue.
Quand il est couché on aperçoit du tirage inspiratoire sus-sternal et épigastrique.

L'appareil respiratoire supérieur apparaît normal. L'auscultation ne révèle rien. La gorge est normale, je n'ai pu obtenir
d'image de la glotte à cause de la forte dyspnée qui accompa-
gnait mon examen. C'est seulement après l'opération que l'on
put constater *l'intégrité du larynx.* Aphonie presque complète.

L'état des autres organes est normal, la configuration du
cou ne semble pas modifiée. On ne peut ni voir, ni palper l'hypertrophie thymique comme l'a décrit König. On ne peut non
plus constater à la percussion au-dessus du manubrium un
bruit de matité. De cet examen il résultait qu'il ne pouvait
s'agir que d'une sténose trachéale ou laryngée d'étiologie
inconnue. La trachéotomie était indiquée pour remédier à cette
forte dyspnée. Malgré cela je ne pus me résoudre à ce traitement
qui eût été symptomatique et n'eût pas avancé le diagnostic.
Je me décidai aussitôt à faire une recherche par le tubage.
Celui-ci réussit facilement sans influencer d'une façon signifi-
cative la dyspnée. Nous eûmes le même résultat en essayant
le tubage de nouveau les jours suivants. Le diagnostic avait fait
un pas en avant. Il s'agissait non plus d'une sténose laryngée,

mais trachéale qui siégeait au-dessous du tube, par conséquent derrière le manubrium. A ce niveau on ne voit survenir que des compressions extérieures de la trachée par un sarcome du médiastin ou une hypertrophie thymique, le rétrécissement de la lumière trachéale par des papillomes muqueux était une rareté. L'état général répondait à une hyperplasie thymique. Nous décidons une intervention.

Opération. — Incision médiane et longitudinale du cou, commençant assez au-dessous du larynx et empiétant de 1 centimètre sur le manubrium, en tout 5 à 6 centimètres. La trachée est libérée sur toute sa longueur par l'incision de l'isthme tyroïdien. Dans la fosse sus-sternale apparaît à chaque inspiration une grosse partie du thymus avec ses deux sommets. Le thymus est saisi et libéré tantôt avec la sonde, tantôt au bistouri. Aucune difficulté pour cette énucléation qui est suivie de ligature des vaisseaux.

Quand on a enlevé le thymus, la trachée resté libre derrière le manubrium jusqu'à sa bifurcation ; *elle est aplatie très nettement suivant son diamètre antéro-postérieur.* Malgré que la respiration parut devenir aussitôt plus libre, je ne me souciai pas de suturer la plaie, mais je tamponnai de façon à pouvoir trachéotomiser au cas d'une nouvelle dyspnée éventuelle. Pansement lâche.

Thymus long de 5 centimètres, épais d'environ 2 centimètres et large de 4 centimètres ; consistance dure, structure normale.

L'enfant se remet vite de la courte opération. Deux heures après il jouait dans son lit. La plaie opératoire resta sans réaction et les complications dyspnéiques ne revinrent plus, cinq jours après je pus entreprendre la suture secondaire de la plaie réunie par première intention.

L'état consécutif fut favorable. L'enfant fait actuellement une très bonne impression de santé, la parole est claire et la voix nette.

OBSERVATION XXIII

(MM. L. Guinon et L. G. Simon. *Soc. de Péd.*, 15 décembre 1908).

La petite Henriette V..., âgée de huit mois et demi, nous est apportée à l'hôpital Bretonneau parce que, depuis trois semaines environ, elle a des accès de suffocation.

Elle a été élevée au sein jusqu'à sept mois par sa mère, petite femme d'apparence saine ; depuis un mois et demi elle est au biberon, avec un litre de lait par jour.

20 novembre 1908. — C'est une belle enfant (7 k. 900), vigoureuse, vive, d'aspect intelligent, à chairs fermes, au teint coloré, sans stigmates de dégénérescence, si ce n'est une tendance à tenir la langue entre les lèvres, ce qui ferait supposer un certain degré de macroglossie.

La fontanelle antérieure a des dimensions normales ; la conformation cranienne est bonne, sauf une saillie occipitale forte. Le thorax a une conformation parfaite. Pas de rachitisme.

Quand l'enfant est au calme, la respiration est parfaite, sans tirage, l'enfant est souriante. *Mais si elle crie elle fait entendre un bruit aigu, qui rappelle le chant du coq et qui mériterait bien le nom de stridor.* En même temps apparaît un fort tirage sous-costal qui creuse un sillon profond tout autour de la base du thorax. Le phénomène cesse aussitôt qu'on peut calmer l'enfant. Il n'a jamais abouti, devant nous, à l'apnée, ni à la cyanose.

L'âge de l'enfant, son beau développement, l'absence d'adénopathies périphériques éloignent l'idée d'une adénopathie bronchique.

En l'absence de rachitisme, d'accidents tétaniformes, nous ne pensons pas à un spasme glottique rachitique.

Nous discutons l'existence d'une anomalie du thymus, mais le temps nous manque pour conclure, car la mère emmène l'enfant après trois jours de présence à l'hôpital.

23 novembre. — Elle la ramène parce qu'il y a eu un petit accès d'apnée. On prescrit un mélange d'antipyrine, bromure et codéine.

24 novembre. — Un nouvel accès apparaît le matin, et l'enfant meurt dans les bras de sa mère pendant qu'elle accourt à l'hôpital.

L'autopsie montrait avec évidence l'hypertrophie du thymus.

En voici les détails (résumé):

La rigidité cadavérique persiste, vingt-six heures après la mort ; le tégument presque tout entier est couvert de plaques livides, dominant aux parties déclives. Facies peu altéré ; la langue est apparente entre les lèvres, comme pendant la vie.

Le plastron sternal enlevé, le thymus apparaît occupant une grande surface, plus développé à gauche qu'à droite, remontant à 2 centimètres au-dessus du manubrium, jusqu'au bord inférieur du corps thyroïde, descendant à 2 cent. 5 du diaphragme ; son diamètre vertical est de 6 centimètres ; son plus grand diamètre transversal dépasse 7 centimètres ; il recou vre la plus grande partie du péricarde, pénétrant sous les poumons à droite et à gauche, allant au contact de la veine-cave supérieure à droite, et des deux côtés, jusqu'aux nerfs phréni ques, avec lesquels il affecte un rapport étroit ; il les suit par ses bords droit et gauche sur une longueur de 4 à 6 centimètres.

Il donne, dans son ensemble, l'impression d'un troisième poumon étalé entre les deux autres.

Son bord gauche est uni au poumon gauche par une bride pleurale. Le corps thyroïde est normal d'aspect et de volume.

Les poumons sont normaux, nullement gonflés et n'offrent pas de traces d'asphyxie, à peine quelques taches violettes vers les bases.

Le larynx est normal aucune altération de la muqueuse laryngo-trachéale, à peine un peu de spume au niveau de la bifurcation. La trachée n'est pas déformée, autant que perme t d'en juger la section médiane postérieure (un moule du calibre trachéal aurait mieux démontré ce fait).

Les ganglions lymphatiques du cou ne sont pas augmentés de volume ; ceux du hile ne sont pas appréciables à la palpa - tion, à peine à la vue.

Ceux du mésentère sont tous très gros, comme dans certains cas de tuberculose mésentérique ; leur consistance n'est pas plus dure que la normale ; toutefois la coupe macroscopique donne une impression de densité et d'homogénéité plus gran- des que normalement.

Les ganglions inguinaux sont également volumineux.

Le foie pèse 150 grammes.

La rate a une couleur violacée claire et pèse 30 grammes.

Le rein et les surrénales sont normaux.

Examen du thymus. — L'organe a sa couleur normale, mais il paraît plus consistant.

Il a été pesé après immersion dans l'eau formolée, ce qui a pu modifier un peu plus ou moins son poids, qui est de 35 grammes. A la coupe il s'écoule un liquide blanc, lactescent.

L'examen histologique montra qu'il s'agissait soit de persistance anormale du tissu thymique, soit d'hyperplasie simple.

OBSERVATION XXIV

(MM. Méry et Parturier. *Société de pédiatrie*, 16 février 1909)

Ce petit malade avait été reçu à la consultation par M. Marfan qui avait porté le diagnostic d'asthme thymique.

L'enfant, quand nous eûmes à intervenir présentait en effet une dyspnée intense avec cornage et tirage.

L'auscultation montrait déjà par ailleurs l'existence d'une broncho-pneumonie à la base gauche.

En examinant le thorax nous crûmes reconnaître un phénomène assez particulier. Au moment des fortes expirations les cartilages costaux en s'infléchissant semblaient mouler par leur souplesse le contenu de la cage thoracique, si bien que tandis qu'elle revenait sur elle-même dans son ensemble, à sa partie antérieure, la région sternale et para-sternale droite restait saillante dessinant un soulèvement ovoïde, à grand axe vertical au niveau et un peu à droite du sternum.

Haut de 6 à 7 centimètres il remontait jusqu'à la base du cou, toute entière tuméfiée par les progrès de l'asphyxie.

A son niveau, la percussion décelait pendant les fortes expirations une matité à limites assez nettes. Pendant l'inspiration on ne trouvait guère que de la submatité à contours diffus.

Le tubage même avec un tube long n'amena aucune sédation de la dyspnée et du tirage.

Par la trachéotomie pratiquée à la partie moyenne de la trachée (en souvenir d'un cas analogue observé antérieurement dans le service) on obtint un calme relatif.

La mort survint trente heures après.

Autopsie. — Dès l'ablation du plastron sterno-costal, le thymus apparut immédiatement entre les deux poumons. D'une coloration rosée, il était haut de 7 centimètres, large de 4 centimètres et demi. Ses deux lobes étaient nettement séparés.

A droite et à gauche il recouvrait les nerfs phréniques auxquels le reliaient des adhérences.

En disséquant la glande, on s'aperçoit qu'elle remonte très haut au-devant de la partie cervicale de la trachée, jusqu'au-dessous du corps thyroïde lui-même hypertrophié.

A l'union de sa portion cervicale et de sa portion intra-thoracique, le thymus offre un rétrécissement très net, répondant vraisemblablement au détroit supérieur du thorax, point où tout semble disposé pour favoriser la compression, par le squelette, du thymus et de la trachée.

Examiné en largeur le thymus est également très développé, tandis qu'à la partie moyenne il n'adhère pas à la trachée, il lui est fixé fortement de chaque côté et ce développement et ces adhérences sont marqués surtout à droite.

L'ouverture de la trachée par sa face postérieure ne montre rien d'apparent sur la plus grande partie de sa longueur, mais.

au niveau de sa bifurcation on trouve des traces très nettes de congestion et de suffusion sanguine d'une part, d'autre part un rétrécissement évident des deux bronches, surtout de la bronche droite. Les ganglions du hile sont gros et rouges.

Le corps thyroïde est également hypertrophié, ses lobes hauts de 3 centimètres 1/2 recouvrent en bas la partie supérieure du thymus. Derrière le lobe droit on trouve un nodule gros comme un pois ; à la coupe son aspect rappelle celui du tissu thymique.

L'examen histologique du thymus, fait comparativement avec des coupes considérées comme normales par M. J. Ducastel qui a examiné un grand nombre de thymus, montre une augmentation de nombre et de volume des corpuscules de Hassal, ainsi que leur remarquable inégalité. Dans les espaces conjonctifs qui ne parurent pas hypertrophiés, on voit des vaisseaux très dilatés. En aucun point nous n'avons aperçu de myélocytes ni d'éosinophiles.

Le corps thyroïde présente des vésicules atypiques : à côté de quelques-unes normales, on en voit d'autres tapissées de plusieurs couches de cellules, et enfin un certain nombre bourrées de cellules et formant une masse compacte.

OBSERVATION XXV

(A. B. Marfan. — *Soc. de Péd.*, décembre 1904.)

Le 12 juin, vers 10 heures du soir, on apporte à l'hôpital des Enfants-Malades l'enfant Maurice S..., âgé de quinze mois. Il a une dyspnée intense, accompagnée de tirage inspiratoire. On le dirige sur le pavillon de la diphtérie où on l'intube avec un tube court ; mais la dyspnée persiste avec les mêmes caractères ; on enlève le tube. Vingt minutes après, la dyspnée et les signes d'asphyxie persistant, on lui met un tube long. Ce second tubage ne paraît pas soulager beaucoup le malade ; on enlève encore le tube long au bout d'une dizaine de minutes. On applique des compresses chaudes sur le cou et on donne un bain sinapisé.

Mais, vers 11 heures du soir, la dyspnée étant toujours très accusée, on procède à un troisième tubage avec un tube long ; la dyspnée n'est guère modifiée ; vingt-cinq minutes après on enlève le tube et, en présence d'une situation que tout porte à croire désespérée, on fait la trachéotomie. La canule en place, l'enfant a toujours de la dyspnée ; cependant, il semble respirer un peu moins mal. Sa température est de 39°8. Entre deux tubages, on avait injecté 20 centimètres cubes de sérum antidiphtérique.

Le lendemain matin 13 juin, j'examine l'enfant : aucune trace d'exsudat sur la gorge ; un peu d'adénopathie sous-maxillaire ; à l'auscultation, râles ronflants et râles muqueux à grosses et à petites bulles, disséminés partout ; la canule est encombrée de mucosités. Dyspnée accusée ; respiration fréquente : bruit canulaire assez fort, tirage encore appréciable. Le sujet est pâle ; son corps est petit, maigre, la figure est éveillée et exprime la souffrance. Pas d'albuminurie. La température est de 40°2. Pouls très rapide, mais assez bien frappé.

La mère n'étant pas revenue encore à l'hôpital, nous n'avons sur le passé que les renseignements sommaires recueillis au moment de l'entrée : l'enfant avait une grande gêne de la respiration depuis le 7 juin ; au moment du premier tubage, sa toux était un peu rauque et sa voix était claire.

En raison de la fièvre intense et des signes d'auscultation, nous établissons le diagnostic de broncho-pneumonie compliquant une sténose laryngée probablement d'origine diphtérique. Nous attribuons le défaut de soulagement par le tubage et la trachéotomie à la coexistence de la broncho-pneumonie.

Nous prescrivons une injection de 5 centimètres cubes de sérum antidiphtérique et des enveloppements du thorax avec la compresse mouillée.

14 juin. — Nous apprenons que l'examen bactériologique du mucus pharingé n'a pas révélé la présence du bacille de la diphtérie.

La situation est un peu meilleure ; les signes d'auscultation se sont notablement amendés ; la dyspnée est moindre, mais la respiration est toujours bruyante et il y a toujours du tirage.

Les jours suivants la température s'abaisse à 38 degrés et, le 15, nous tentons l'ablation de la canule. L'enfant reste trois heures sans canule ; il a toujours de la dyspnée, et on remarque que la respiration reste un peu bruyante et s'accompagne encore d'un certain degré de tirage ; mais la dyspnée est assez légère pour ne pas nous inquiéter. Au bout de trois heures, l'enfant pleure, suffoque, et la canule est remise en place.

L'enfant avale d'ailleurs difficilement, il tousse dès qu'on lui fait prendre du lait ; même on voit parfois le lait revenir par la plaie trachéale.

19 juin. — La température remonte à 39°9 et nous percevons à la base du poumon droit des râles muqueux a bulles très fines et à bulles moyennes. La dyspnée a toujours les mêmes caractères. Nous reprenons les enveloppements du thorax avec la compresse mouillée et nous prescrivons une potion à l'ergotine et à la strychnine. En même temps, nous enlevons la canule trachéale et nous plaçons un tube long qui est laissé jusqu'au 21. *La dyspnée diminue rapidement après ce tubage* et la fièvre baisse. Le 23, la température est normale, et les signes de broncho-pneumonie disparaissent. Depuis son entrée à l'hôpial, l'enfant n'a jamais mieux respiré que pendant cette dernière période de tubage.

A partir du 21 juin, l'enfant reste sans tube et sans canule et la plaie de trachéotomie se cicatrise assez rapidement.

Mais c'est alors que nous observons des troubles de la respiration, qui, rapprochés des symptômes précédemment constatés, nous font établir le diagnostic de cornage chronique. La respiration reste toujours gênée et bruyante. Même quand le malade est tranquille, on perçoit un léger cornage, qui est à la fois *inspiratoire et expiratoire, qui semble toutefois plus accusé à l'inspiration* ; il y a en même temps une légère dépression inspiratoire sous-sternale, sous-costale et intercostale ; presque pas de dépression inspiratoire sous-sternale, sous-costale et intercostale ; presque pas de dépression du creux sus-sternal. Le cornage et la dyspnée s'accusent énormément quand l'enfant pleure et se met en colère ; il se produit même des crises de suffocation avec commencement d'asphyxie ; alors le cornage s'entend au loin. Les crises sont assez fréquentes ; elles obligent à prendre le petit malade dans les bras, à le promener et à le bercer. Le cornage est plus fort quand l'enfant est dans le décubitus horizontal ; il s'accuse surtout pendant le sommeil ; une nuit, il a réveillé la surveillante dont la chambre est située au-dessus de la pièce où était couché l'enfant.

Le cornage persiste quand on ferme les narines. Nous n'avons pas trouvé de végétations adénoïdes. L'exploration avec le doigt de l'orifice supérieur du larynx ne nous a pas permis de sentir la malformation vestibulaire à laquelle on rapporte le stridor congénital des nouveau-nés. Nous craignons donc que la dyspnée avec cornage et tirage, avec voix claire, ne soit due à une adénopathie trachéo-bronchique ayant déterminé une compression de la trachée.

En interrogeant alors la mère, nous avons appris que *l'enfant cornait ainsi depuis sa naissance*. Quand il était bien portant l ne cornait guère que pendant le sommeil ou quand il se mettait en colère. Mais quand il avait le moindre rhume, la moindre bronchite, le cornage était très appréciable pendant le jour et il se produisait quelquefois des accès de suffocation.

C'est à l'occasion d'une broncho-pneumonie contractée au mois de juin que la dyspnée prit un caractère alarmant et que l'enfant fut conduit à l'hôpital.

Nous n'avons rien relevé dans les antécédents héréditaires ; les parents se disent bien portants ; ils n'ont eu que cet enfant qui est né à terme.

Notons que l'enfant n'est rachitique et qu'il ne présente pas nettement la déformation thoracique qu'on trouve assez souvent dans le stridor congénital et qu'on attribue aux efforts respiratoires. Pendant que l'enfant était sous notre surveillance, nous n'avons pas relevé de troubles digestifs. Les organes de l'abdomen ont été trouvés normaux. Jamais d'albumine dans les urines.

Néanmoins, l'état de la nutrition est peu satisfaisant ; l'enfant ne marche pas et n'est pas plus gros qu'un nourrisson de sept ou huit mois.

Le malade a séjourné à l'hôpital environ un mois. Durant sa convalescence, il s'est produit le 14 juillet une éruption pemphigoïde à bulles discrètes, avec élévation de la température (38°2). Cette éruption a disparu très vite.

Le18 juillet, nous rendons le petit malade à sa mère en recommandant à celle-ci de nous le ramener de temps en temps.

Somme toute, nous nous trouvions en présence d'un cas de cornage congénital à caractères spéciaux. N'ayant pas trouvé de malformation du vestibule laryngé par l'exploration digitale, nous nous demandions si ce cornage n'était pas dû à une adénopathie trachéo-bronchique.

Il y avait plus de deux mois et demi que cet enfant avait quitté l'hôpital, lorsque le 2 octobre, mon interne, M. Le Play, fut appelé en toute hâte à la salle d'admission pour un enfant qui asphyxiait. M. Le Play accourut et reconnut le petit malade qui, trois mois auparavant, nous avait donné tant de souci. Il était cyanosé et sa respiration se réduisait à une sorte de hoquet rare et peu perceptible. Il mourut dans le trajet de la porte à la salle d'opération ; par acquit de conscience, on fit une trachéotomie et on pratiqua la respiration artificielle. Mais on ne put le ranimer.

Autopsie (1). — Nous pouvons résumer les résultats principaux de l'autopsie de la manière suivante : *aucune malformation et aucnne lésion du larynx ;* pas d'adénopathie trachéobronchique ni de tuberculose ; hypertrophie du tymus ; lésions syphilitiques de la rate.

Au moment où, pour ouvrir le thorax et recueillir en même temps le larynx et la trachée, on fait une incision sur la ligne médiane du cou, on voit tout d'un coup une masse spongieuse, rouge brun, faire hernie au-dessus de la poignée du sternum ;

---

1. C'est une autopsie complète, nous ne rapportons ici que les détails qui nous intéressent.

c'est le thymus hypertrophié qui jaillit ainsi et il est permis de s'assurer sur place qu'il exerce une compression sur la trachée. Le thorax est alors ouvert. Le thymus pèse 22 grammes ; sa hauteur est de 11 centimètres ; sa largeur de 4 centimètres 1/2 et son épaisseur dépasse un peu 2 centimètres. Ces dimensions paraissent surtout exagérées si on les compare à l'émaciation du corps dont le poids ne devait pas excéder 7 kilogrammes ; on sait en effet que le thymus est atrophié chez les sujets amaigris et cachectiques.

Les lésions du thymus sont celles d'une hyperplasie simple avec congestion.

OBSERVATION XXVI

(Obs. personnelle, due à l'obligeance de M. Marcel Nathan.)

L'enfant est né à terme le 2 mars dernier. L'accouchement a été normal. Aucun antécédent héréditaire.

L'enfant, qui est bien constitué, qui est nourri au sein, a présenté le lendemain de sa naissance une respiration stridoreuse; nous examinons l'enfant pour la première fois le huitième jour : le stridor existe même au repos d'une façon presque continue, rappelant à certains moments le gloussement d'une poule, à d'autres le grincement d'une serrure, le bruit de canule d'un trachéotomisé.

Le stridor s'entend aux deux temps de la respiration, mais il s'accuse principalement à l'inspiration, très intense, longue ; *l'enfant s'agite lorsqu'il est couché sur le dos*, le bruit diminue très sensiblement avec le décubitus ventral, et surtout latéral ; il s'accompagne de tirage sus et sous-sternal accentué ; l'ensemble de ces symptômes contraste singulièrement avec l'absence de dypsnée et de gêne respiratoire, le facies de l'enfant est calme, sans pâleur ni cyanose.

L'examen le plus soigneux ne révèle aucun stigmate de spécificité.

Le cou est court, le thorax bombé, globuleux, mais la percussion ne permet pas de constater de matité thymique, la voussure ne dessine pas le thymus comme dans le cas de Méry e Parturier.

L'auscultation est absolument négative.

Depuis, le stridor a persisté, mais il s'est notablement atténué, présentant des périodes d'accalmie assez prolongées *surtout lorsque l'enfant est placé dans le décubitus latéral.*

La mère prétendait que, dans les premiers jours, l'enfant régurgitait fréquemment au cours de la tétée; nous n'avons pas observé ce symptôme par nous-même, aussi faisons-nous à son sujet les plus grandes réserves.

Le jour que cet enfant fut présenté à la Société de Pédiâtrie par M. Nathan, le stridor avait disparu et il ne s'est montré que quinze jours plus tard, mais il était devenu beaucoup moins intense.

Nous n'avons pas pu faire faire la radiographie du thorax de cet enfant, la mère ne s'y étant pas prêtée.

OBSERVATION XXVII

(In Traité de maladies de l'enfance, de Rilliet
Barthez, 1853.)

Un jeune enfant présenta dès sa naissance ce singulier stertor, qui dans les premiers temps était presque continu : mais il redoublait toutes les fois que l'enfant s'agitait ; il était cependant plus marqué *dans le sommeil et dans le décubitus horizontal* que dans la position assise. Le stridor était plus sec qu'humide ; il se rapprochait d'un gros ronflement : *il avait lieu dans les deux temps, mais surtout à l'inspiration.* L'enfant à sa croissance avait le cou volumineux dans sa totalité, mais surtout à sa partie centrale au niveau de la glande thyroïde ; la percussion était aussi *notablement mate à la partie supérieure du sternum.* Malgré la persistance du stridor qui, très intense pendant les premiers mois, diminua graduellement ensuite, l'enfant était très prospère ; il avait bon appétit et digérait bien ; il engraissit, son teint était excellent. Jamais l'auscultation ne révéla aucun symptôme du côté de la poitrine ; le cri est toujours resté clair : ce n'est guère qu'à l'âge de dix mois que le stridor a diminué, puis a disparu. Le traitement que nous avons employé a été dirigé entièrement contre la cause présumée (la compression thyroïdienne et thymique). Au début nous avons prescrit des frictions avec une pommade d'hydroïodate de potasse, et fait prendre une solution de ce médicament à la nourrice, et plus tard à l'enfant. L'effet du fondant a été propice ; le volume du cou et la matité sternale ont promptement diminué, ainsi que le stridor. Plus tard nous avons substitué à l'hydroïodate de potasse, que nous donnions à très petites doses (2 centigr. par jour) le sirop de noyer à la dose de 2 cuillerées à café par jour. Ce dernier médicament a eu un effet encore plus marqué que l'hydroïodate, car il y eut une remarquable corrélation entre son administration et la diminution du stridor ; entre sa suspension et la réapparition du symptôme. Maintenant l'enfant est dans un état de santé parfaite ; il a plus de quatre ans.

CONCLUSIONS

Le stridor congénital des nourrissons n'est pas une maladie, c'est un syndrome relevant d'affections différentes ; celles où on le rencontre le plus souvent sont :

Les malformations du larynx ;

Les végétations adénoïdes ;

Les troubles nerveux ;

L'hypertrophie du thymus.

Un diagnostic étiologique précis n'est possible que si l'on pratique l'examen du naso-pharynx et du larynx, et si l'on s'adresse à la radiographie pour apprécier le volume du thymus.

Nous ne conseillons pas l'examen laryngoscopique chez les petits enfants : il peut exposer à de graves dangers.

Le pronostic est subordonné à l'affection causale. Habituellement bénin dans les cas dus aux malformations laryngées, aux troubles nerveux et aux végétations adénoïdes, il sera toujours réservé dans les cas dus à l'hypertrophie du thymus.

Le traitement diffère aussi selon les causes pathogéniques.

Dans les cas dus aux malformations laryngées et aux troubles nerveux, il sera hygiénique.

Dans les cas dus aux végétations adénoïdes il sera médicamenteux ou chirurgical.

Nous ne sommes pas encore assez documenté pour poser des indications précises dans les cas dus à l'hypertrophie du thymus. Toutefois, quand il y a des accès d'asphyxie menaçants, l'intervention opératoire s'impose. Elle a été effectuée dans bien des cas avec les meilleurs résultats.

BIBLIOGRAPHIE

Ashby. — Discussion sur le stridor congénital laryngé et trachéal, dans la LXXIVe séance annuelle de la Britisch medical association. Toronto, août 1906. *In British medical journal*, 1906, t. II, p. 1485.

Avellis. — *Münchener medizinische Wochenschrift*, nos 30 et 31, 1898.

Ballin. — *Jarhb. für kinderheilk*, 1905, t. XII.

Barbier. — *Bulletin de la Soc. de Péd. de Paris*, février, 1909.

Barthez. — Voir Rilliet et Barthez.

Biaggi. — Voir Lunghini.

Von Bokay. — Contribution à la pathogénie du stridor inspiratoire congénital. *Archives de médecine des enfants*, juin 1909.

Bonnet. — Thymus et mort subite. *Province médicale*, 1899, p. 421, 435 et 445.

Bovair et Nicoll. — *Archiv. of. Pediatrics*, 1906, p. 641.

Bougarel. — L'adénopathie trachéo-bronchique des nourrissons. *Thèse de Paris*, 1907.

Boulard. — La respiration stridoreuse chez les nourrissons. *Thèse de Paris*, 1904.

Boulai (de Rennes,. — *Archiv. inter. de laryngol.*, n° 6, novembre, décembre 1898, p. 572.

Brouardel. — La mort et la mort subite. Paris, 1895.

Bruder. — Contribution à l'étude du stridor laryngé congénital des nourrissons. *Thèse de Paris*, 1901.

Cassoute et Eglier. — *Marseille médical*, 15 janvier 1909.

Cautly. — *Britisch med. Jour.*, 1906, t. II, p. 1485.

Chauveau. — *Archiv. intern. de laryngol., d'otol. et de rhinol.*, 1904, t. XVII, p. 208.

Clarke. — *Lancet*, juin 1895, p. 1605.

Cerf. — Congrès de Nantes, septembre 1901.

— *Archives de méd. des enfants*, décembre 1901, p. 718.

Comby. — Respiration stridoreuse de nouveau-nés. *Archives de méd. des enfants*, avril 1898.

— *Bulletin de la Soc. de Péd.* de Paris, octobre 1900.

— *Traité des maladies de l'enfance*, Paris, 1907.

Cozzolino. — A propos du stridor laryngé congénital. *Archiv. intern, de laryngol., de rhinol. et d'otol.*, 1905, p. 52.

Cuvillier (H.). — Article sur les végétations adénoïdes. *In Traité des maladies de l'enfance* de Grancher et Comby. Paris, 1894.

Crosby-Greene. — Congenital inspiratory stridor. *The Boston med. and. surg. Jour.*, juin 1903, n° 23.

Erhardt. — *Arch. fur. Klinische chirur.*, 1905, p. 599.

Gee. — Croaking respiratory spasm. *Saint Bartholomew's Hospital reports*, vol. XX, 1884, p. 15.

Geffrier. — L'adénopathie chez les nouveau-nés. *Rev. mensuelle des maladies de l'enfance*, novembre 1892.

Ghika. — Etudes sur le thymus. *Thèse de Paris*, 1901.

Guilbert. — Contribution à l'étude de la respiration stridoreuse chez le nourrisson. *Thèse de Paris*, 1900.

Guida. — Lo stridore congenito dei bambini. *Archivi di pathologia e clinica infantile*, 1903, n° 1.

Guinon. — *Bulletin de la Soc. de Péd. de Paris*, octobre 1900. *Ibid*, 15 novembre 1904.

— *Rev. mens. des maladies de l'enfance*, décembre 1904.

Guinon et Simon. — *Bulletin de la Soc. de Péd. de Paris*, décembre 1908.

Goodhart. — *Traité pratique des maladies des enfants*, 1885.

Haushalter. — *Société de méd. de Nancy*, 24 juin 1908.

Herzfeld. — *Deutsche med. Wochens.*, 1897. *Vereins Beilage*, n° 33, p. 237.

Hill (W). — *Revue hebd. de laryngol.* de Bordeaux, 1898, t. II, p. 321. C. R. de la Société de laryngol. de Londres, 3 fév. 1899.

Hinrichs. — *Berliner klin. Wochens.*, avril 1908, p. 825.

Hochsinger. — Stridor thymicus infantum. Eine padiatrisch-radiologische Studie, Wien, 1904.

— *Archiv. de méd. des enfants*, 1908.

Hutinel. — *Bulletin de la Soc. de Péd. de Paris*, décembre 1908

Hutinel et Paisseau. — Article « Stridor laryngé congénital » in *Les Maladies des enfants*, par V. Hutinel, 1909.

Jacobi. — *Britich med. Journal*, 1906, t. II, 24 novembre.

Koplik (H). — Stridor laryngé congénital, *Archiv. of. Pediatrics*, déc. 1905.

Kopp et Hirsch. — *Gazette médicale de Paris*, 1836, p. 17.

Kœnig. — Centr. f. chirurgie, 1897, p. 605.

König. — Congrès de chirurgie allemand, 1906.

Krishaber. — Art.: *cornage* du *Dictionnaire de* Dechambre, 1877.

Lack. — *The Lancet*, 26 mars 1898.

Lees. — *Transaction of the Pathol. Society of. London* vol. XXXIV, 1883, p. 19.

Lévy et Etienne. — *Revue médicale de l'Est*, 1887.

Löri. — *Allgmeine, Wiener med. Zeit.*, 9 décembre 1890.

Lunghini, Massei, Biaggi. — Relazione presentate all' VIIIe Congresso della societa italiana di laringologia, otologia e rinologia, Siena, settembre 1904.

Mac Bride. — Traité des maladies de la gorge, du nez et des oreilles, 1884.

— *The Lancet*, 1-15 juin 1895.

Mac Ilraith. — *Lancet*, 28 avril 1900, p. 1207.

Mackenzie. — *Traité pratique des maladies du pharynx, du larynx et de la trachée*, 1880.

Marfan. — Un cas d'asphyxie par hypertrophie du thymus. *Soc. méd. des hôpitaux*, 25 mai 1894.

— Cornage congénital chronique. Hypertrophie du thymus. *Bull. de la Soc. de Péd. de Paris*, décembre 1904.

— Leçons cliniques sur la diphtérie et sur quelques maladies des premières voies. Paris 1905.

— *Journal de médecine interne*, 10 avril 1909.

Massei. — *Bolletino della mallattie dell'orechio, della gola e del naso*, 1904, p. 137.

Mathieu. — Du stridor laryngé congénital. *Thèse de Nancy*, 1903.

Martin. — Du stridor laryngé congénital des nourrissons, *Thèse de Bordeaux*, 1902.

Mensi. — Lo stridore laringeo congenito, comunicazione alla

Sezione piemontese della Societa italiana di pedia-
tria, IV, adunanza dell 11 giugno 1904.

MERKLEN ET DEVAUX. — Le stridor laryngé congénital. *Gazette
des hôpitaux*, 7 juin 1902, n° 63.

MÉRY ET PARTURIER. — *Bull. de la Soc. de Péd. de Paris*,
février 1909.

MOURE. — *Journal de médecine de Bordeaux*, 1898, p. 162,
175 et 330.

MUGGIA. — Sul significato clinico dello stridore laringeo congenito. *Rivista de clinica pediatrica*, décembre 1907.

MUSSY (J). — De la mort chez les enfants par hypertrophie de
thymus. *Médecine moderne*, 7 janvier 1893, p. 62.

NATIER. — *La Parole*, août 1901.

PATERSON. — *The Britisch med. Journal*, 24 novembre 1906.

PFAUNDLER. — Article sur les maladies du thymus, *in Traité
des maladies de l'enfance de* Grancher et Comby.
Paris, 1904.

POLITZER. — *Jahr. f. kinder.*, vol. XXI, 1884, p. 18.

PURRUCKER. — *Münch. méd. Wochen.*, 1899, p. 943.

RABÉ. — Stridor des nouveau-nés. *Gazette des hôpitaux*,
15 décembre 1906.

REFSLUND. — *Münch. Med., Wochens.*, 1896, p. 1182.

REHN. — *In* SIEGEL, *Berlin. Klin. Wochen.*, 1896, p. 889.
— *Arch. fur Klin. chir.*, 1906, p. 468.

RILLIET et BARTHEZ. — *Traité des maladies de l'enfance*, 1853,
p. 485.

ROBERTSON. — *Jour. of. laryngology and rhinology*, octobre
1891.

ROGAZ. — Congrès de Nantes, 24 septembre 1901. *Rev. mens.
des maladies de l'enfance*, mars 1901.

Romme. (R). — L'asthme et la mort subite chez les nourrissons. *Tribune méd.*, novembre 1893, p. 867.

— De l'hypertrophie thymique dans la mort subite des
nourrissons. *Gaz. hebd. de méd. et de chirurgie*,
mai 1894, p. 218.

Semon. — *Britisch. med. Jour.*, 1890, t. I, mai 1898 et novembre 1906.

— *Handbuch der laryngologie.* Heymann's, 1896, t. I.

Smith (E). — *The Lancet*, 25 mai et 18 juin 1895 ; 19 mars
1898.

Stamm. — *Münch. med. Wochens.*, 1898, p. 1212.

Suckling. — *British. med. Jour.*, 1890. vol. I., p. 607.

Sutherland et Lack. — *The Lancet*, 11 septembre 1897.

Schwinn. — *Jour. of the Americ. med. Assoc.*, 20 juin 1908.

Terrien et Bodolec. — *Bull. de la Soc. de Péd. de Paris*,
15 novembre 1904.

Thomson. — *Edimbourg med. Jour.*, 1892, p. 205.

— Article sur le stridor des nouveau-nés. *In Traité des
maladies de l'enfance de Grancher et Comby.* Paris,
1904.

Thomson et Turner. — *British med. Jour.*, 1er décembre
1890.

Tollemer. — Stridor laryngé congénital avec d'autres malformations. *Bull. de la Soc. de Péd. de Paris*, décembre 1904.

Turner. — XVIIe séance annuelle de la Bristich méd. Association. Toronto, août 1906. *In British med. Jour.*,
1906, t. II, p. 1485.

Variot. — *Journal de clinique et de thérapeutique infantile*,
18 juin 1896.

VARIOT. — Spasme glottique d'origine pulmonaire. *Ibid.*, 1897.

— Un cas de respiration stridoreuse des nourrissons avec autopsie. *Ibid.*, juin 1898.

— Un cas de stridor laryngé congénital. *Méd. moderne*, 7 janvier 1903.

VARIOT et GLOWER. — *Journ. de clin. et de thérap. infant.*, novembre 1895.

VARIOT et LE MARC'HADOUR. — *Soc. de Péd. de Paris*, octobre 1900.

VARIOT et BRUDER. — Congrès intern. de Méd. de Madrid, 23-30 avril 1903, *in Arch. internat. de laryngol.*, etc., vol. XVI, 1903.

— Un cas de cornage dû à l'adénopathie trachéo-bronchique. *Bull. de la Soc. de Péd. de Paris*, 23 février et 15 mars 1904.

VARIOT et TEISSIER. — *Bull. de la Soc. de Péd. de Paris*, 15 mars 1904.

VARIOT et P. ROGER. — Stridor laryngé intermittent apparu à l'âge de trois mois. *Bull. de la Soc. de Péd. de Paris*, 21 juin 1907.

VEAU. — Chirurgie du thymus. *Bull. de la Soc. de Péd. de Paris*, mars 1909.

ZUBER. — Article sur l'adénopathie trachéo-bronchique, *In Traité des maladies de l'enfance* de Grancher et Comby. Paris 1904.

Imp. spéciale de la Librairie Rousset, 12, rue Monsieur-le-Prince

www.ingramcontent.com/pod-product-compliance
Ingram Content Group UK Ltd.
Pitfield, Milton Keynes, MK11 3LW, UK
UKHW022358090726
13658UKWH00002B/713